骨肉瘤保肢手术学

主 编 毕文志 黄俊琪

科学出版社
北 京

内 容 简 介

本书主要介绍骨肉瘤的流行病学、影像学、病理学、诊断与治疗。全书共 12 章，包括骨肉瘤总论、影像学评估、肿瘤活检术、病理学、新辅助化疗与放疗、术前准备、手术治疗、可延长假体置换术、自体瘤骨灭活重建术、骨搬移术、并发症及预后，涵盖大量临床影像、病理资料、手术步骤与病例分析，图文并茂，便于读者理解。书中的可延长假体置换术、自体瘤骨灭活重建术、骨搬移术等内容有助于临床医生有针对性地选择骨肉瘤个体化的治疗方案。同时对骨肉瘤诊断思路、手术操作进行了详细解析，可加深临床医务人员对该病的认识和理解。

本书可供骨科医生、肿瘤科医生等医务人员参考。

图书在版编目（CIP）数据

骨肉瘤保肢手术学 / 毕文志，黄俊琪主编 . —北京：科学出版社，2020.6

ISBN 978-7-03-065237-9

Ⅰ.①骨… Ⅱ.①毕…②黄… Ⅲ.①成骨肉瘤—外科手术 Ⅳ.① R738.1

中国版本图书馆 CIP 数据核字（2020）第 088877 号

责任编辑：杨卫华 / 责任校对：杨　赛
责任印制：赵　博 / 封面设计：龙　岩

科学出版社 出版
北京东黄城根北街16号
邮政编码：100717
http://www.sciencep.com

北京九天鸿程印刷有限责任公司 印刷
科学出版社发行　各地新华书店经销

*

2020年6月第 一 版　开本：787×1092 1/16
2020年6月第一次印刷　印张：8 1/2
字数：185 000
定价：78.00元
（如有印装质量问题，我社负责调换）

《骨肉瘤保肢手术学》
编写人员

主　编　毕文志　黄俊琪

副主编　王　昀　许　霖

编　者（按姓氏汉语拼音排序）

　　　　毕文志　韩　纲　韩　涛

　　　　黄俊琪　贾金鹏　石　波

　　　　王　陶　王　威　王　昀

　　　　许　霖　许　猛　叶　楠

审　校　方志伟

前　　言

骨肉瘤是最常见的原发恶性骨肿瘤，但总的病例数在整个肿瘤或骨科专业所占比例并不高。除少数专业的骨肿瘤医生外，大多数临床医生缺乏对该疾病的认识。同时，骨肉瘤具有相当高的致死、致残率，以青少年患者居多，给社会和家庭带来巨大影响。因此，规范化的早期诊治以提高远期生存率、保肢率，保障患者生活质量显得尤为重要。

骨肉瘤的诊治需要多学科协作，目前以新辅助化疗联合手术治疗为主要方式，并取得了良好的远期疗效。骨肉瘤的正规治疗涉及肿瘤学、骨科学等知识，医生需根据疾病的演变及时调整治疗方案。

骨肉瘤早期正确诊断是关键。由于发病率较低，误诊、漏诊的情况并不少见。本书着重从骨肉瘤的流行病学、影像学和病理学进行系统阐述，普及骨肉瘤诊断的基础知识，结合临床病例介绍骨肉瘤保肢的常见方法和要点。突出强调新辅助化疗在骨肉瘤治疗中的价值，强调磁共振检查对保肢手术治疗的重要性。

本书系统地介绍了中国人民解放军总医院骨科在骨肉瘤诊治和保肢手术方面的基本经验，希望对骨科医生或骨肿瘤科医生在骨肉瘤的诊断和保肢手术方面有所帮助。全书介绍的主要是中国人民解放军总医院骨科常用的保肢手术方法，目前国内外开始普及的 3D 打印技术、生物重建技术等应用较少，本书未涉及相关内容，以后将逐步完善。我们希望与同道共同努力，造福更多的骨肉瘤患者。

在本书编写过程中，骨科、影像科和病理科等多学科专家提供了丰富而珍贵的相关资料，在此对各位专家的支持表示衷心的感谢。

毕文志
2020 年 1 月

目　　录

第一章 骨肉瘤总论

骨肉瘤是一种由生成类骨和非成熟骨的间叶细胞所形成的恶性肿瘤。大多数肿瘤位于骨髓，少数位于骨表面。骨肉瘤可形成卫星病灶、跳跃病灶，或者远处转移，也可表现为全身多发病变。骨肉瘤好发于儿童和青少年，常表现为类似生长痛的症状。不同亚型骨肉瘤的临床表现、治疗、预后相似，几乎所有类型的骨肉瘤都需要手术、化疗综合治疗。随着综合治疗的发展，保肢手术成为可能条件下的首选术式，截肢的患者明显减少。术后功能和远期生存取得了实质性的进步。而少见类型的骨膜骨肉瘤、骨旁骨肉瘤、低级别中心性骨肉瘤则以手术扩大切除为主，预后也相对较好。

第一节　骨肉瘤概述

骨肉瘤是最常见的原发性骨肿瘤。组织学特征为恶性肿瘤细胞直接形成骨样组织和不成熟的骨组织。根据肿瘤在骨骼的发生部位可分为髓内型（中心性）、皮质内型、骨表面型（包括骨膜型和骨旁型）等；根据肿瘤细胞的分化程度分为高度恶性和低度恶性；根据肿瘤组织成分分为成骨细胞型、成软骨细胞型、成纤维细胞型、纤维组织细胞型、毛细血管扩张型和小细胞型；根据病灶的数目可以分为单发性和多中心性（多灶性）；根据肿瘤是否有原发肿瘤或疾病分为原发性和继发性。

骨肉瘤发病率在我国原发恶性骨肿瘤中位于首位，主要好发年龄为10～20岁，婴儿、少年和老年人也可以发生，男性较女性多见，男女患病比例约为2∶1。

病变典型的发病部位为四肢管状骨，尤其是股骨、胫骨及肱骨。其中股骨远端、胫骨近端最好发，50%～70%的骨肉瘤发生于膝关节周围，其次是肱骨近端，再次是股骨干、股骨近端和骨盆。腓骨、颌骨及脊柱骨肉瘤较为少见，颅骨、肋骨、肩胛骨、锁骨、髌骨、胸骨、尺桡骨及手足短管状骨则更为少见。长骨的骨肉瘤主要发生于干骺端，始发于骨干者较为罕见。骨肉瘤可跨越骺线侵犯骨骺，尤其骺线闭合后。原发于骨骺者较为罕见。文献报道骨骺骨肉瘤主要发生于股骨髁。

法国外科医生 Alexis Boyer 于 1805 年首次提出"骨肉瘤"这一诊断术语。1847 年，Guillaume Dupuytren 完整描述了骨肉瘤及其病程。Hermann Lebert 在 1854 年报道了骨肉瘤的组织形态学，并以此为依据，将骨肉瘤定义为生成骨的肉瘤。

1879 年，Samuel Gross 提出了完整切除骨肉瘤及截肢的外科治疗手段。保肢术因过高的死亡率并未获得认可，但是激进的截肢治疗对生存率并未表现出太大的优势。20 世纪初，芝加哥大学的 Dallas Phemister 尝试使用同种异体骨移植进行患肢的重建，实现了骨肉瘤的保肢重建，但这一措施对骨肉瘤患者生存的影响微乎其微。

20世纪70年代，Memorial Sloan Kettering 肿瘤中心的 Rosen 术前应用高剂量甲氨蝶呤、多柔比星（阿霉素）、长春新碱、环磷酰胺辅助治疗骨肉瘤。随访中发现，生存率由单纯手术的不足 20% 提升至 75%。由此，新辅助化疗成为骨肉瘤治疗的重要手段之一，在临床上不断应用、发展。临床证实，其不仅改善了患者的远期生存率，还提高了保肢率。与此同时，Rosen 还开始采用定制型假体重建、组织学评估化疗反应、比较肿瘤坏死率与生存率的相关性等方法，为骨肉瘤综合治疗和远期疗效评估奠定了基础。

第二节　骨肉瘤流行病学和病因学

一、流行病学

骨肉瘤是最常见的原发性恶性骨肿瘤。其发生率为 2～3 例 /（百万人·年），占所有恶性肿瘤的 0.2%。男女比为 2：1。发病年龄呈两个高峰段，即 10～20 岁和 40～60 岁。约 75% 的患者 10～20 岁发病。第二个发病高峰年龄段的患者多因放射性因素或由 Paget 病、软骨肉瘤等其他原发肿瘤转化而来。低于 6 岁或高于 60 岁的骨肉瘤患者相对罕见。

约 80% 的骨肉瘤发生于四肢长骨。发生于中轴骨的患者相对较少，以成年患者居多。骨肉瘤最常累及的部位是股骨，以股骨远端为主。股骨、胫骨、肱骨骨肉瘤占四肢骨肉瘤的 85%，不到 1% 的骨肉瘤发生于手和足部。而在长骨，骨肉瘤常发生于骨的干骺端，来源于中段骨和骺端的骨肉瘤相对少见（图 1-1）。

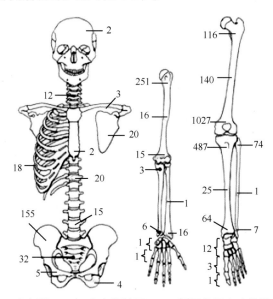

图 1-1　意大利 Rizzoli 中心统计了 2555 例经典骨肉瘤的发病部位
图中数字代表发病例数

骨肉瘤可分为原发性和继发性，也可根据骨肉瘤发生的位置不同分为髓内和髓外骨肉瘤。髓内亚型包括经典型骨肉瘤、毛细血管扩张型骨肉瘤、低级别骨肉瘤、小细胞型骨肉瘤等；

髓外亚型包括骨表面骨肉瘤、皮质内骨肉瘤、骨膜外骨肉瘤等。不同类型的骨肉瘤发生率也存在差异。经典型骨肉瘤约占所有骨肉瘤病例的 75%（图 1-2）。在组织学上可将经典型骨肉瘤分为成骨性、成纤维性、成软骨性三种，其中成骨性骨肉瘤发生率占经典型的 2/3。

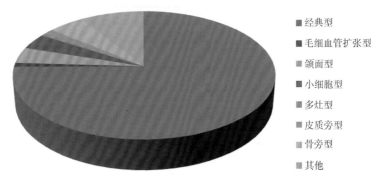

- ■ 经典型
- ■ 毛细血管扩张型
- ■ 颌面型
- ■ 小细胞型
- ■ 多灶型
- ■ 皮质旁型
- ■ 骨旁型
- ■ 其他

图 1-2　高级别骨肉瘤占 90%，低级别骨肉瘤占 10%

二、病　因　学

骨肉瘤的发病原因目前尚未明确。普遍认为骨肉瘤是多种因素，包括基因、环境等共同作用的结果。骨肉瘤的基础研究发现，某些抑癌基因的突变在骨肉瘤人群中明显增多。但大多数骨肉瘤患者的染色体为非整倍数，与正常人群相比，基因的突变也是散发的。

已报道的与骨肉瘤相关性较高的基因因素有 *RB* 基因的突变、*p53* 基因的失活、DNA解旋酶异常等。*RB* 基因位于染色体 13q14.2，调控细胞周期的转换。尤其是 *RB1* 基因突变时，细胞持续生长而不受抑制。而 *p53* 作为抑癌基因主要参与 DNA 的损伤修复，其发生突变或通路上其他基因发生突变，可能导致 Li-Fraumeni 综合征，从而导致骨肉瘤。

继发性骨肉瘤多来源于 Paget 病或射线等。*SQSTM1* 的突变与 Paget 病相关，其与患者后期发生骨肉瘤是否存在相关性还有待进一步研究确认。有证据指出，环境因素如电离射线与继发性骨肉瘤相关。

第三节　骨肉瘤临床表现及诊治现状

一、临床表现

大多数骨肉瘤患者因疼痛症状而就诊，常被误认为"生长痛"而延误治疗。首发症状为疼痛或合并疼痛的患者占 70%。这与其他原发性骨肿瘤的情况类似。由于肿瘤侵及骨膜而导致疼痛症状的发生，也可因为肿瘤破坏骨质后在外界压力下发生微骨折。髓外骨肉瘤如骨膜骨肉瘤，生长活跃性相对较低，疼痛可不明显。也有单纯表现为软组织肿胀的病例。虽然 90% 的骨肉瘤患者局部软组织受肿瘤侵蚀，但肿胀在早期并不十分显著。以软组织肿胀就诊的骨肉瘤患者较少。局部侵袭性较强的骨肉瘤患者可早期发生病理性骨折，存在周围血管神经损伤风险。同时病理性骨折患者局部形成肿瘤性血肿,造成间室的污染,保肢难度较大。

10%～20%的患者在诊断骨肉瘤时已发生远处转移。肺转移最常见,占所有转移的90%,淋巴结转移少见。患者可因转移性占位或功能异常引发的症状而就诊。全身性症状有体重减轻、贫血、发热等。

二、诊治现状

骨肉瘤的诊断需结合临床表现、影像学、病理学。典型的 X 线片表现为成骨和溶骨相混合的病变,伴有 Codman 三角或放射状日光征。CT、MRI、ECT、PET 等在诊断过程中尤为重要。许多早期病变在 X 线片上表现并不明显,甚至无异常表现。CT 主要用以评估骨结构性改变、肿瘤大小,可三维重建病变及周围解剖。MRI 在评估结构的基础上更能体现肿瘤和周围组织的代谢情况。通过 MRI 可观察到肿瘤范围、周围水肿范围,化疗前后通过 MRI 的比较可判断患者对化疗药物的敏感程度(图 1-3)、评估术前手术指征、设计手术切除方案。化疗后 MRI 显示肿瘤周围水肿带减轻,形成安全的脂肪边界是行保肢术的前提条件。ECT 可评估肿瘤病灶代谢活跃性、是否存在跳跃病灶和远处骨转移。PET 全身性扫描在肿瘤的分期、判断远处转移方面具有极其重要的作用。

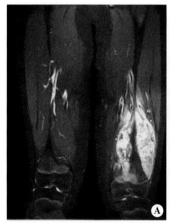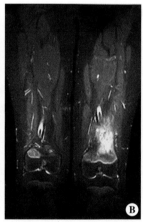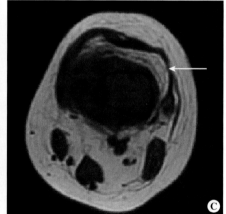

图 1-3　化疗前后 MRI 的比较

A. 化疗前;B. 化疗后;C. 化疗后形成的脂肪边界(箭头所示)

超过 40% 的患者有血清碱性磷酸酶升高,可间接反映肿瘤成骨情况。血清碱性磷酸酶可作为诊断和判断预后的指标。儿童患者受到生长发育的影响,碱性磷酸酶轻度升高难以解释是否存在肿瘤性成骨。

病理学诊断是骨肉瘤诊断的金标准。结合最终手术入路,在肿瘤活跃区域穿刺,抽取病变组织进行病理学检查。如果穿刺活检结果与临床表现、影像表现不符,应进行病理会诊或选择切开活检以进一步明确疾病性质。但切开活检创伤相对较大,肿瘤污染风险高,一般情况下不作为首选。具体活检方法在第三章详细阐述。

现今对骨肉瘤的治疗(无论是否存在转移)以术前化疗(新辅助化疗)、手术、术后化疗（辅助化疗）为主。骨肉瘤的化疗常用 4 种药物，即高剂量甲氨蝶呤、多柔比星、顺铂、异环磷酰胺。甲氨蝶呤应配合亚叶酸钙解毒。将上述 4 种药物进行不同配伍，组合成不同的化疗方案。不同化疗方案的累积剂量相似：多柔比星是 $240 \sim 480 mg/m^2$，甲氨蝶呤是 $48 \sim 168 g/m^2$，顺铂是 $480 \sim 600 mg/m^2$，异环磷酰胺是 $30 \sim 69 g/m^2$。组织学研究显示，肿瘤对化疗的反应性与远期预后直接相关。对手术切除的标本进行组织学分析，可判断化疗药物的敏感性，以便术后及时调整用药。但在过去的 30 年中，各种化疗方案的尝试并未对生存率产生太大的影响。在高级别骨肉瘤中，平均 5 年生存率为 50% ~ 70%。在保肢方面，新辅助化疗的引入有效地使截肢患者的占比从 90% 降到 10% ~ 20%。药物剂量的增加可能对生存率的改善有一定效果，但化疗相应的副作用随之增加。也有数据显示，辅助治疗只是单纯推迟了肿瘤复发和转移的时间。

完整的手术切除是肿瘤治疗的根本。手术重点在于确认肿瘤边界、手术切除范围和保留未受累组织，采用生物或非生物型材料重建骨与软组织结构可优化术后功能，提高患者生存质量。影像学的进步和新辅助化疗的发展成功地将骨肉瘤的治疗方法由以截肢为主转变为保肢手术占主导地位。大量临床数据显示，保肢术后肿瘤的局部复发率与截肢术后复发率差异无统计学意义。局部复发与手术切除边界（囊内切除、边缘切除、扩大切除、根治切除）有关，扩大切除即将广泛切除作为手术方式。对于骨肉瘤肺转移的患者，如转移病灶能够完整切除且切除后剩余的肺组织能够维持足够的肺功能，多药联合化疗结合手术是可行的治疗措施。切除后重建方式包括肿瘤假体置换、骨搬移术、大段异体骨置入，其中肿瘤假体应用最为广泛。假体置换的患者早期可获得解剖支撑，进行功能锻炼，避免肌肉失用性萎缩，但可能出现假体松动、断裂、感染等并发症，长期磨损可导致假体功能不良。骨搬移术可为患者提供生物型重建，保留正常关节面，不存在感染、磨损等并发症，远期疗效良好。但不足之处在于适应证局限，且重建的过程漫长，早期活动功能受限。大段异体骨主要用于不适合假体置换和骨搬移的患者，感染、松动等并发症的发生率并不低于肿瘤假体，还有异体骨质疏松、关节面塌陷、骨折等情况的报道。

虽然目前的观点认为骨肉瘤对放疗并不敏感，但对于无法切除、全身转移的肿瘤，放疗是一种选择。一些患者接受放疗和化疗后能够长期带瘤生存。Mahajan 尝试对复发和转移的骨肉瘤患者使用中等剂量放疗并配合化疗，达到了局部肿瘤控制和减轻症状的效果。Ciernik 采用高剂量的放疗治疗无法切除的骨肉瘤，但其有效性还有待长期大量的临床观察。

骨肉瘤预后相关因素包括年龄、肿瘤部位、肿瘤大小、病理亚型、诊断的延迟、血清学标志、分子学标志。40 岁以上的中老年患者预后相对较差，一方面可能因为老年患者骨肉瘤好发于中轴骨，易发生转移；另一方面，可能因为老年患者对大剂量的化疗难以耐受。根据 Rizzoli 中心的报道，40 ~ 60 岁骨肉瘤患者 5 年生存率只有 56%。相对于中轴骨的骨肉瘤而言，四肢骨肉瘤疗效较好，而前臂和手部骨肉瘤的患者生存率最高。Bielack 通过多中心的调查研究发现，近端骨肉瘤是独立的预后较差的因素，与化疗组织学反应并无相关性。近来研究还发现，肱骨近端骨肉瘤发生病理性骨折的风险高，新辅助化疗时肿瘤体积趋于增大，远期预后不佳。美国癌症联合会（American Joint Committee on Cancer，AJCC）将直径 8cm 作为骨肉瘤预后好坏的重要标准，体积较大的肿瘤复发、转移风险相应增加。5% ~ 12% 的患者在诊断或新辅助化疗时发生病理性骨折，但病理性骨折对生存率的影响还存在争议，各研究中心随访的数据不尽相同。Hauben 分析了 568 例不同亚型骨肉瘤患者对化疗的敏感性。其中，成纤维细胞型具有较好的反应，而成软骨细胞型反应较差。虽然如此，成软骨细胞型骨肉瘤长期生存率并不因此而降低。在 Bacci 的研究中，83% 的成纤维细胞型、80% 毛细血管扩张型、43% 成软骨细胞型对化疗敏感。诊断的延迟包含诊断的时间和患者第一次发现症状至就医的时间。诊断的延迟导致肿瘤进展，预后也更差。血清和分子标志物包括碱性磷酸酶、MMP-2/9、uPA/uPAR、CXCR4 等，但骨肉瘤为多因素共同作用的结果，在相同组织学类型中的表达因子多种多样，因此所发现预后因子的实效性并不十分明确。

参 考 文 献

Alexis B. 1805. The Lectures of Boyer Upon Disease of the Bone. Philadelphia：James Humphreys.

Bacci G，Ferrari S，Mercuri M，et al. 2007. Neoadjuvant chemotherapy for osteosarcoma of the extremities in patients aged 41 ～ 60 years：Outcome in 34 cases treated with adriamycin，cisplatinum and ifosfamide between 1984 and 1999. Acta Orthop，78（3）：377-384.

Bacci G，Longhi A，Bertoni F，et al. 2006. Bone metastases in osteosarcoma patients treated with neoadjuvant or adjuvant chemotherapy：The Rizzoli experience in 52 patients. Acta Orthop，77：938-943.

Bacci G，Longhi A，Ferrari S，et al.2002. Prognostic significance of serum alkaline phosphatase in osteosarcoma of the extremity treated with neoadjuvant chemotherapy：Recent experience at Rizzoli Institute. Oncol Rep，9（1）：171-175.

Bielack SS，Kempf-Bielack B，Delling G，et al.2002. Prognostic factors in high-grade osteosarcoma of the extremities or trunk：An analysis of 1702 patients treated on neoadjuvant cooperative osteosarcoma study group protocols. J Clin Oncol，20（3）：776-790.

Campanacci M. 1999. Bone and soft tissue tumors：Clinical features，imaging，pathology and treatment.2nd edition. Vienna：Springer-Verlag：464-491.

Carsi B，Rock MG.2002. Primary osteosarcoma in adults older than 40 years. Clin Orthop Relat Res，397：53-61.

Chou AJ，Geller DS，Gorlick R. 2008. Therapy for osteosarcoma：Where do we go from here? Paediatr Drugs，10：315-327.

Ciernik IF，Niemierko A，Harmon DC，et al. 2011. Proton-based radiotherapy for unresectable or incompletely resected osteosarcoma. Cancer，117：4522-4530.

Daecke W，Bielack S，Martini AK，et al.2005. Osteosarcoma of the hand and forearm：Experience of the Cooperative Osteosarcoma Study Group. Ann Surg Oncol，12（4）：322-331.

DeLaney TF，Park L，Goldberg SI，et al.2005. Radiotherapy for local control of osteosarcoma. Int J Radiat Oncol Biol Phys，61：492-498.

Errani C，Longhi A，Rossi G，et al. 2011. Palliative therapy for osteosarcoma. Expert Rev Anticancer Ther，11：217-227.

Ferrari S，Zanella L，Alberghini M，et al.2008. Prognostic significance of immunohistochemical expression of ezrin in non-metastatic high-grade osteosarcoma. Pediatr Blood Cancer，50（4）：752-756.

Gross SW. 1879. Sarcoma of the long bones：Based on a study of one hundred sixty-five cases. Am J Med Sci，8：338-377.

Harting MT，Lally KP，Andrassy RJ，et al.2010. Age as a prognostic factor for patients with osteosarcoma：An analysis of 438 patients. J Cancer Res Clin Oncol，136（4）：561-570.

Marulanda GA，Henderson ER，Johnson DA，et al.2008. Orthopedic surgery options for the treatment of primary osteosarcoma. Cancer Contr，15：13-20.

Ozaki T，Flege S，Liljenqvist U，et al. 2002. Osteosarcoma of the spine：Experience of the Cooperative Osteosarcoma Study Group. Cancer，94：1069-1077.

Phemister DB. 1940. Conservative surgery in the treatment of bone tumors. Surg Gynecol Obstet，70：355-364.

Rosen G，Marcove RC，Caparros B，et al. 1979. Primary osteogenic sarcoma. The rationale for preoperative chemotherapy and delayed surgery. Cancer，43：2163-2177.

Schwarz R，Bruland O，Cassoni A，et al.2009. The role of radiotherapy in oseosarcoma. Cancer Treat Res，52：147-164.

Ta HT，Dass CR，Choong PF，et al. 2009. Osteosarcoma treatment：State of the art. Cancer Metastasis Rev，28：247-263.

Yasko AW.2009. Surgical management of primary osteosarcoma. Cancer Treat Res，152：125-145.

第二章　骨肉瘤的影像学评估

骨肉瘤影像学诊断主要依靠 X 线平片、CT 和 MRI，影像学评估在明确病变范围、对周围软组织的侵犯程度、软组织包块的大小、病变相邻血管与神经的关系，以及评估肿瘤对治疗的反应（主要为化疗）等方面起着非常重要的作用。

第一节　评估方式

一、X 线平片

骨肉瘤的 X 线表现主要为骨质破坏、肿瘤骨形成、骨膜反应及软组织肿块形成。早期的 X 线表现常较轻微，病变不明显时容易漏诊。X 线表现很大程度上取决于肿瘤内成骨的数量，当肿瘤骨形成广泛时，表现为"云雾状"；典型的骨肉瘤表现为混合性，即硬化与溶骨共同存在；纯硬化性和纯溶骨性骨肉瘤较为罕见。

管状骨骨肉瘤通常位于干骺端的髓腔内，病变边界不清楚，常突破骨皮质形成较为明显的软组织肿块，骨膜反应表现为 Codman 三角或放射状日光征，病理性骨折较少见（图 2-1）。骨干骨肉瘤表现为硬化灶和骨内膜的增厚，可伴有或不伴有骨皮质的破坏和骨膜反应形成。骨骺骨肉瘤很罕见，常表现为溶骨性破坏。具有侵袭征象的长管状骨骨肉瘤 X 线表现即可诊断，但罕见的囊性骨肉瘤（如假囊性骨肉瘤）较少见侵袭征象，与良性骨肿瘤鉴别困难。

其他部位的骨肉瘤和管状骨骨肉瘤表现类似，可见不同程度的骨硬化和溶骨性破坏、骨皮质侵蚀、骨膜反应和软组织肿块。5% ～ 10% 的骨肉瘤发生于扁平骨，包括骨盆，但患者发病年龄相对较大。脊柱的骨肉瘤少见，常发生于椎体，发生于附件的骨肉瘤可被误诊为骨母细胞瘤。肋骨骨肉瘤诊断常较为困难，病变可伴随大的胸

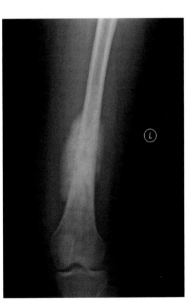

图 2-1　股骨骨肉瘤

膜外肿块，类似浆细胞瘤。锁骨骨肉瘤的表现类似长骨或肋骨。颅骨骨肉瘤罕见，主要以溶骨性破坏为主。颌骨骨肉瘤主要位于颌骨体部，下颌骨发病率较上颌骨高，全身转移发生率低，可表现为溶骨性、硬化性或混合性，伴随骨皮质侵蚀、骨膜反应及包含成骨的软组织肿块形成。

二、CT

CT 显示肿瘤组织内部密度变化较为敏感，液化坏死为低密度，增强扫描无强化；出血为片状高密度，其内可见液-液平面。CT 可更加清楚地显示肿瘤的边界，尤其是增强扫描，远较 X 线片范围大。增强扫描可以显示肿瘤组织的血供情况。肿瘤侵犯关节时可见关节面破坏及关节积液。CT 扫描对骨膜反应的显示不如 X 线直观。

三、MRI

MRI 在显示骨内外的侵犯方面优于 X 线及 CT。骨肉瘤典型的 MRI 表现为 SE 序列 T_1WI 呈等、低信号，T_2WI 常因肿瘤内的成分不同而呈现出均匀或不均匀的高信号，大多数肿瘤 T_1WI 呈低、等或高、低混杂信号，T_2WI 呈不均匀高信号或混杂信号；肿瘤骨 T_1WI、T_2WI 均呈现斑片状低信号；出血和坏死 T_1WI 呈低信号或高信号，T_2WI 呈高信号，其内可见液-液平面；侵犯骨骺时骨骺信号异常；突破关节时关节面和关节软骨信号异常。弥散加权成像（DWI）与 T_2WI 表现类似，主要表现为高信号影。增强扫描肿瘤呈现明显（不）均匀强化，肿瘤边缘早期强化，中央充盈延迟，坏死部分无强化。运用 T_1WI 脂肪抑制增强扫描序列，可以清楚判断肿瘤与周围骨髓的边界，肿瘤向神经血管、周围脂肪及关节腔的浸润程度。

近年来，MRI 常用于评估肿瘤的治疗（化疗）效果。化疗有效的标志为软组织肿块的缩小、信号变混杂，骨膜反应、骨髓硬化和钙化增强。T_2WI 脂肪抑制序列常为最佳序列，表现为病变及相邻骨髓水肿的范围缩小、周围出现脂肪包裹、病变内部及周围软组织肿块信号降低或不均匀。增强扫描可以提供更多信息，活的肿瘤组织可产生强化，肿瘤纤维化、硬化及坏死的部分不出现强化，肉芽组织及骨膜水肿可出现强化。有文献报道，快速自旋回波动态增强扫描可以用于计算时间-强度曲线斜率，曲线陡峭（＞30%）提示存在肿瘤细胞。

第二节　骨肉瘤影像表现

一、髓内高度恶性骨肉瘤

（一）影像学表现

1. 病例 1　患者，男性，12 岁，主诉右上臂近端肿痛、活动受限 1 月余。X 线检查（图 2-2A，图 2-2B）：右肱骨近端混合性骨质破坏，病变边界欠清楚，周围可见少许层状骨膜反应，周围可见软组织肿块形成。MRI（图 2-2C ～图 2-2H）：右肱骨近端骨质破坏伴周围软组织肿块形成，病变跨越骺线累及肱骨头，呈等稍长 T_1 混杂 T_2 信号影，DWI 呈混杂信号影，病变边界部分欠清楚，相邻三角肌轻度受累。

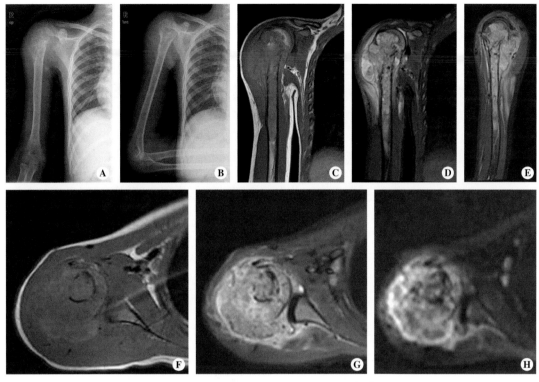

图 2-2　右肱骨髓内高度恶性骨肉瘤（1）

2. 病例 2　患者，女性，14 岁，主诉右上臂疼痛半年伴加重 1 个月。MRI（图 2-3）：右肱骨上段骨质破坏伴软组织肿块形成，病变跨越骺线累及肱骨骨骺。病变呈等长 T_1 混杂 T_2 信号影，DWI 呈高低混杂信号。

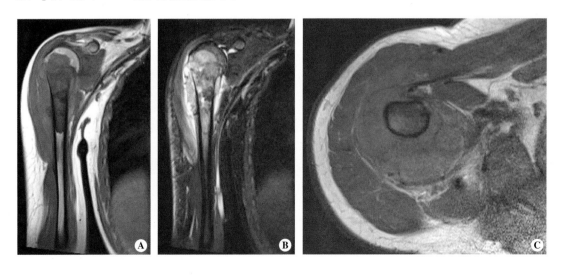

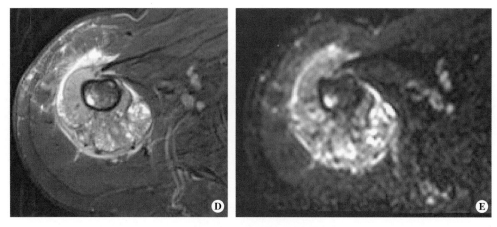

图 2-3　右肱骨髓内高度恶性骨肉瘤（2）

3.病例 3　患者，男性，14 岁，主诉左大腿下部疼痛 20 天。X 线检查（图 2-4A，图 2-4B）：左股骨远端骨质破坏呈混合性，局部以成骨性骨质破坏为主，病变边界不清楚，可见层状骨膜反应形成。MRI（图 2-4C～图 2-4H）：左股骨远端骨质破坏伴软组织肿块形成，病变呈等长 T_1 混杂 T_2 信号，DWI 呈混杂信号影，其中在 X 线片上成骨性成分在 T_1、T_2 像上均呈低信号影。

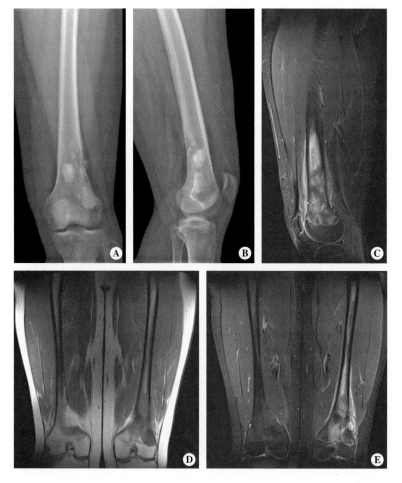

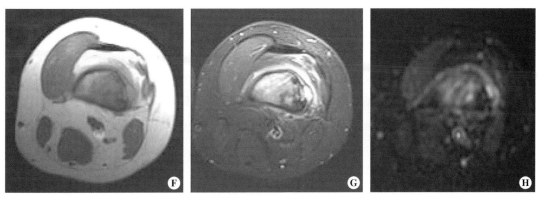

图 2-4 左股骨髓内高度恶性骨肉瘤

4. 病例 4 患者，女性，16 岁，主诉膝部疼痛 3 个月。X 线检查（图 2-5A，图 2-5B）：右股骨远端呈混合性骨质破坏，边界欠清楚，股骨远端内侧见层状骨膜反应形成。MRI（图 2-5C～图 2-5G）：右股骨远端骨质破坏，呈等稍长 T_1 混杂 T_2 信号，病变局部突破股骨内侧骨皮质，局部形成软组织肿块。病变局部跨越骨骺线累及股骨远端骨骺。成骨部分在 T_1 及 T_2 像上均呈现低信号。

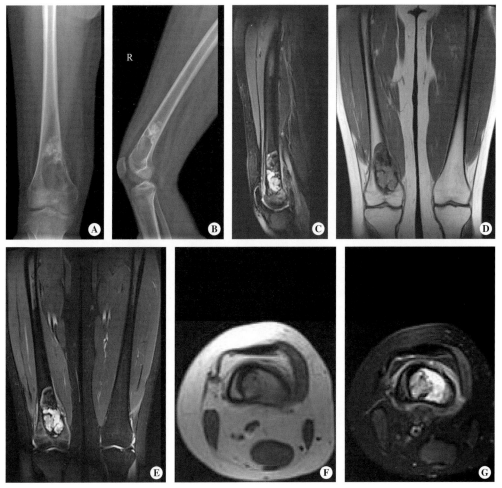

图 2-5 右股骨髓内高度恶性骨肉瘤（1）

5.病例5 患者，男性，10岁，主诉右侧大腿酸胀3个月、肿胀畸形1个月。X线检查（图2-6A，图2-6B）：右股骨中段骨质破坏，边界不清楚，局部可见放射样及层状骨膜反应，并见Codman三角形成；病变周围见巨大软组织肿块形成。MRI（图2-6C～图2-6H）：右股骨中下段骨质破坏伴周围软组织肿块形成，呈等稍长T_1混杂T_2信号影，DWI呈混杂信号，病变边界不清楚。本例病变在部位、特征及影像学表现等方面均类似Ewing肉瘤，易误诊。

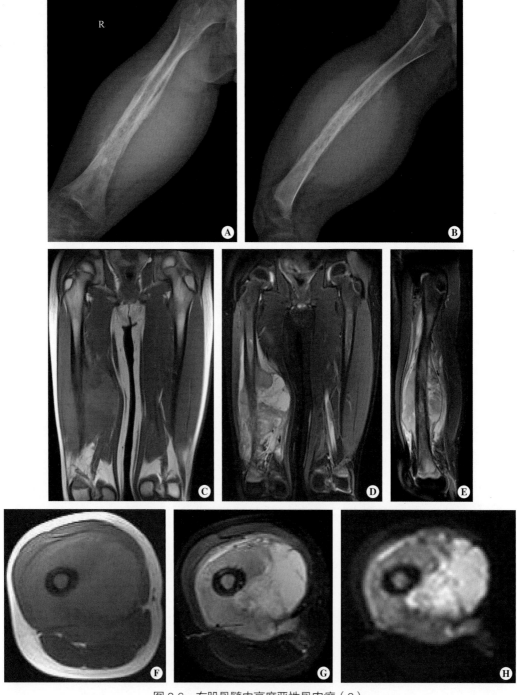

图2-6   右股骨髓内高度恶性骨肉瘤（2）

6. 病例 6　患者，男性，9 岁，主诉左小腿近端疼痛 2 月余。X 线检查（图 2-7A，图 2-7B）：左腓骨小头骨质破坏（以成骨性骨质破坏为主），病变边界不清楚，周围可见放射样骨针形成，病变下方见多发层状骨膜反应。MRI（图 2-7C～图 2-7H）：左腓骨小头呈轻度膨胀性骨质破坏，呈等长 T_1 混杂 T_2 信号影，DWI 呈高低混杂信号影，其成骨成分在 T_1、T_2 及 DWI 上均呈低信号。病变下方见多发层状长 T_1 长 T_2 信号影。病变周围多发软组织内斑片状长 T_1 长 T_2 渗出性改变。

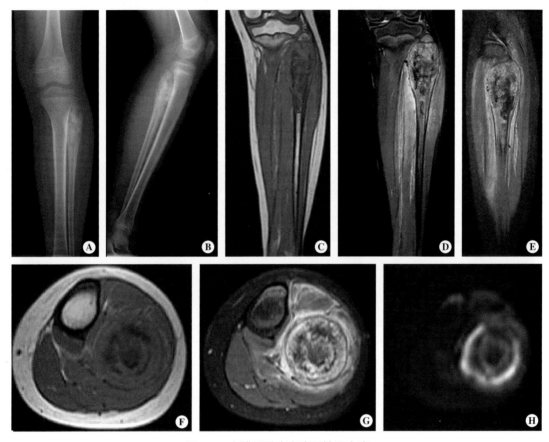

图 2-7　左腓骨髓内高度恶性骨肉瘤

7. 病例 7　患者，男性，17 岁，主诉左踝关节肿胀 18 天。X 线检查（图 2-8A，图 2-8B）：左胫骨远端骨质密度不均匀，呈高低混杂密度影，边界不清楚。MRI（图 2-8C～图 2-8H）：左胫骨中下段骨质破坏伴软组织肿块形成，病变范围较 X 线片明显增大，呈稍长 T_1 混杂 T_2 信号影，DWI 呈混杂信号（以高信号为主）。病变跨越骺线累及胫骨远端骨骺。跨长屈肌及左内踝皮下软组织内可见少许渗出性改变。

8. 病例 8　患者，男性，18 岁，主诉右臀部肿物 7 个月并发疼痛并加重 1 个月。CT（图 2-9A～图 2-9D）：右髂骨呈溶骨性骨质破坏并软组织肿块形成，边界欠清楚，其内可见斑点状高密度影，髂骨外侧缘见层状骨膜反应，局部可见 Codman 三角，病变累及右侧骶髂关节。MRI（图 2-9E～图 2-9K）：右髂骨呈溶骨性骨质破坏伴周围软组织肿块形成，部分边界欠清楚，右侧骶髂关节部分受累，呈长 T_1 混杂 T_2 信号，DWI 呈混杂信号。

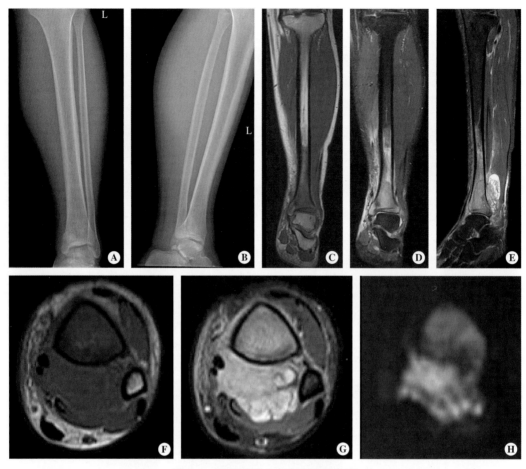

图 2-8　左胫骨髓内高度恶性骨肉瘤

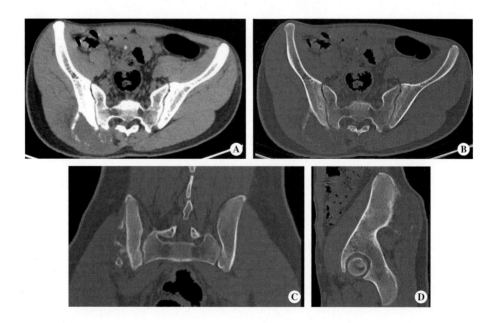

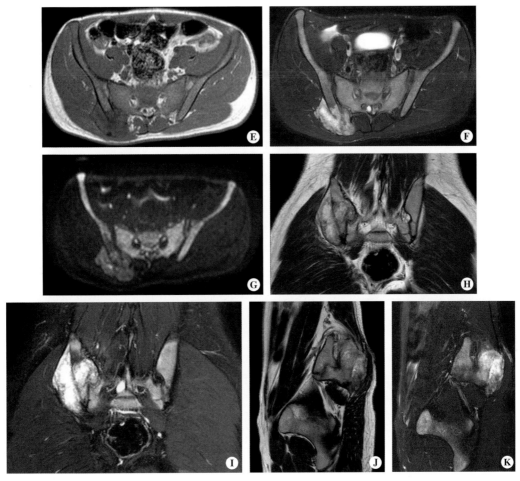

图 2-9　右髂骨髓内高度恶性骨肉瘤

（二）鉴别诊断

1. 以硬化表现为主者　需要与以下疾病鉴别。

（1）Ewing 肉瘤（Ewing sarcoma）：发病年龄常较骨肉瘤低，常伴有发热等全身症状。一般侵犯长骨的骨干及扁骨，形成的软组织肿块较大，部分 Ewing 肉瘤骨质破坏小，形成与之不相称的软组织肿块。Ewing 肉瘤可出现垂直骨皮质的放射性骨膜反应，部分病例出现弥漫性骨硬化，边界模糊不清，类似骨肉瘤。相反，少数位于骨干或向骨干侵犯的骨肉瘤出现虫蚀样或层状骨膜反应，类似 Ewing 肉瘤。MRI 检查的 DWI 和 ADC 值在鉴别方面有一定的作用，但小细胞型骨肉瘤与 Ewing 肉瘤鉴别困难。

（2）骨髓炎（osteomyelitis）：部分早期或不典型骨髓炎类似骨肉瘤。骨髓炎早期骨质破坏、骨膜反应和新生骨的发展变化相一致，早期骨破坏边缘模糊，新生骨密度减低，骨膜反应轻微，在 T_1WI 上呈现渗透样骨质破坏。随着病变的发展，骨破坏边缘逐渐清楚，新生骨的密度逐渐增高，骨膜反应趋向于成熟，表现为光滑整齐的层状或花边状。伴随骨质破坏出现反应性的骨质修复，在骨破坏周围可见成骨反应，成骨区无骨质破坏，周围软组织表现为弥漫性肿胀。同时，骨髓炎常伴有大量死骨。骨肉瘤骨质破坏、骨膜反应和新生骨的发展变化不一致。尽管在X线片上边缘始终不清楚,骨膜反应可被肿瘤再次破坏,但在T_1WI上却表现为边界较为清楚的骨质破坏;病变周围形成软组织肿块,而非均匀的软组织肿胀。

（3）软骨肉瘤（chondrosarcoma）：部分骨肉瘤的影像表现类似软骨肉瘤。软骨肉瘤内含有的黏液样基质,在T_2WI上呈现明显的高信号,较骨肉瘤的信号高。骨肉瘤内常有成骨,其内可见肿瘤骨。一般软骨肉瘤无肿瘤骨,其内含有的软骨小叶发生的钙化形态与瘤骨的形态也不一致。但特殊类型的骨肉瘤,如软骨母细胞性骨肉瘤,两者鉴别较为困难。

2. 以溶骨性骨质破坏为主者　需要与以下疾病鉴别。

（1）溶骨性转移瘤：通常患者年龄比较大,有原发病史,且病灶常多发,一般无骨膜反应。

（2）纤维肉瘤与恶性纤维组织细胞瘤：均好发于长骨的干骺端,病变多偏心性生长,表现为溶骨性骨质破坏,常伴有软组织肿块形成,有时与骨肉瘤难以鉴别。但前者发病年龄一般比较大,大多无骨膜反应,病变内无骨样组织产生,病变的边缘可见条片状高密度影,多为反应性的增生硬化所致,且病变在MRI表现为"雪花样"的高低混杂信号影。

二、毛细血管扩张型骨肉瘤

据文献报道,毛细血管扩张型骨肉瘤在骨肉瘤中的占比一般不超过4%。大多发生在10～30岁,男女比例约为2：1。

病变典型的发病部位为四肢管状骨,尤其是股骨、胫骨及肱骨,以干骺端最为显著。骺板闭合后,肿瘤可以扩散至骨骺及软骨下区,部分病变可侵犯骨干。毛细血管扩张型骨肉瘤可以是继发性骨肉瘤,常继发于非骨化性纤维瘤、Paget病或其他形式的骨肉瘤、视网膜母细胞瘤、局部放疗后。肿瘤也可以起源于软组织。此型病变更易发生病理性骨折。

（一）影像学表现

溶骨性骨质破坏是毛细血管扩张型骨肉瘤最主要的X线表现,病变内可见少许钙化。MRI特征性表现为大的多房性或假性膨胀性病灶,其内可见多发宽窄不等的液-液平面,类似动脉瘤样骨囊肿,增强扫描见肿瘤区不均匀强化。病变常缺乏骨膜反应性成骨,有时边界相对较清楚。病理性骨折较为常见,发生率约为30%。周围可见软组织肿块。

（二）鉴别诊断

1. 动脉瘤样骨囊肿（aneurysmal bone cyst）　毛细血管扩张型骨肉瘤和动脉瘤样骨囊肿有许多相似之处,均表现为多发的液-液平面,两者发病年龄、部位及影像表现有时均相似,易造成误诊。在X线片上毛细血管扩张型骨肉瘤病变的边缘可见局部的虫蚀样骨质破坏,表明病变局部侵袭作用较强,而动脉瘤样骨囊肿表现为整体的膨胀、侵袭性表现,局部侵袭性表现较为罕见,但毛细血管扩张型骨肉瘤出现向周围的侵袭性表现时和动脉瘤样骨囊肿较难鉴别。

2. 恶性巨细胞瘤（malignant giant cell tumor）　继发性恶性巨细胞瘤一般好发于成年

人的骨端，有明确的巨细胞瘤病史或在肿瘤内有良性巨细胞瘤区域。原发性巨细胞瘤、巨细胞性骨肉瘤，以及以溶骨性骨质破坏为主的骨肉瘤表现常相似，通过影像学手段常难以鉴别，需要通过组织学检查进行鉴别。

三、小细胞型骨肉瘤

小细胞型骨肉瘤为骨肉瘤的少见类型。多见于 10 ～ 40 岁人群，男女发病率类似。肿瘤的好发部位依次是股骨、肱骨、胫骨及髂骨，其他骨较少见。软组织和脑也可有类似肿瘤。管状骨病灶主要位于干骺端，常有沿干骺端向骨干方向延伸的趋势。

（一）影像学表现

影像学主要表现以大的溶骨性骨质破坏为主，侵犯骨皮质及髓腔，伴有骨膜反应和（或）软组织肿块。病灶仅局限于皮质内者少见。病变常沿干骺端扩散至骨干，伴有浸润性骨质破坏。病变较为特征性的表现为，在 DWI 上信号明显增高，ADC 图上信号明显降低，表明病变的恶性度很高。若周围形成软组织肿块，则其 ADC 值与其他小细胞肿瘤类似。

（二）鉴别诊断

小细胞型骨肉瘤主要与 Ewing 肉瘤及淋巴瘤（lymphoma）等小圆细胞恶性肿瘤鉴别，小细胞型骨肉瘤与两者的影像学表现类似，故依靠单纯的影像学检查无法将其与 Ewing 肉瘤及淋巴瘤进行明确的鉴别。鉴别依靠组织病理学及细胞遗传学。

四、骨内低度恶性（高分化）骨肉瘤

骨内低度恶性（高分化）骨肉瘤是少见的骨肉瘤类型，多发生于 20 ～ 40 岁，男女发病率类似。肿瘤的好发部位依次是股骨远端、股骨中段及胫骨近端与中段，扁骨和不规则骨也可以发生。

位于干骺端的骨内低度恶性骨肉瘤病变范围相对较大，呈单纯硬化性或溶骨性与硬化性并存的混合性骨质破坏。病变可不同程度向骨骺扩张，侵犯骨皮质，出现骨膨胀并向软组织扩展，肿瘤可侵犯骨的全长。此肿瘤常缺乏经典型骨肉瘤的高度侵袭性，没有明显的骨膜反应，X 线片表现类似良性肿瘤，易误诊为纤维结构不良、非骨化性纤维瘤或软骨黏液样纤维瘤。

五、皮质内骨肉瘤

皮质内骨肉瘤是最罕见的骨肉瘤类型。有学者认为，皮质内骨肉瘤是骨膜骨肉瘤的一种形式或经典型骨肉瘤的早期表现。本病青少年好发，病变位于胫骨或股骨骨干，常表现为包含骨样组织的低密度病灶，周围围绕硬化边，邻近骨松质骨小梁可见反应性增厚。

六、表面高度恶性骨肉瘤

表面高度恶性骨肉瘤是一种罕见的骨肉瘤类型。肿瘤起自于皮质外表面,表现为突入软组织的宽基底肿块,部分钙化或骨化,其下方骨皮质常有局限性破坏,肿瘤周边常有骨膜新生骨,CT可显示骨髓腔部分受侵犯,周围的软组织边界尚清楚。

七、骨膜骨肉瘤

骨膜骨肉瘤是一种不常见的骨肉瘤,多发生在10～30岁,男女均可发生。典型的肿瘤发生在长骨的骨干,部分病变可位于骨干与干骺交界处或干骺端,主要见于股骨和胫骨,肱骨也可发生。肿瘤位于股骨远端时,常位于股骨的前侧或内侧。

X线可见病变位于骨表面。骨内病变常局限在皮质内,皮质增厚。肿瘤的外形不规则,常可见不均匀放射样骨针,由皮质表面延伸至相邻软组织,病变一般不累及骨髓腔。

八、骨旁骨肉瘤

骨旁骨肉瘤是发生于骨表面的最常见的骨肉瘤,主要发生于10～50岁。女性患者稍多。骨旁骨肉瘤几乎仅发生在长骨,股骨(以股骨远端后方)最为好发,其次是肱骨、胫骨、腓骨及尺桡骨的近端。膝关节周围的骨旁骨肉瘤占本病的绝大多数。

骨旁骨肉瘤主要表现为大的高密度卵圆形或圆形肿块,边缘光整,呈分叶状或不规则状。典型者以宽基底附着于骨皮质之外,相邻骨皮质可反应性增厚;部分病变可在骨皮质内见到细线样低密度影或裂隙,与相邻骨质分离。但随着病变的不断进展,后期可包绕骨质生长,此时裂隙可部分或完全消失。肿瘤内的骨化由基底开始向周围发展,可均匀或包含明显的低密度区或囊性变。

九、多灶性骨肉瘤

同一患者具有多于一处的骨肉瘤称为多灶性骨肉瘤。多灶性骨肉瘤发病机制:①多中心病灶同时起源(骨肉瘤病);②多中心病变不同时起源;③在单个骨肉瘤的基础上发展出第二个,可发生于同一骨,也可跳跃转移至邻近骨或转移至远处。影像学表现同经典型骨肉瘤。

参 考 文 献

丁建平,李石玲,刘思润.2009.骨与软组织肿瘤影像学.北京:人民卫生出版社.

王云钊,屈辉,孟悛非,等.2010.骨与关节影像学.北京:人民卫生出版社.

吴文娟,张英泽.2009.骨与软组织肿瘤.北京:人民卫生出版社.

Greenspan A.2006.骨放射学.第3版.唐光健译.北京:中国医药科技出版社.

Resnick D. 2002. Diagnosis of Bone & Joint Disorder. 4th ed. Philadelphia:WB Saunders.

第三章　肿瘤活检术

活检术是诊断骨肉瘤不可缺少的一步，是对病史、体格检查、影像学资料得出的诊断的进一步证实。骨肉瘤的治疗涉及化疗、手术扩大切除等，具有伤害性和长久的不良反应。在确认最终的治疗方案前需要病理金标准确定诊断，了解肿瘤的性质、亚型，评估其自然病程和远期治疗效果。在不误诊的前提下，也应避免漏诊的发生。骨肉瘤的侵袭性和转移性强，诊治的延迟可能导致患者错过最佳的治疗时机，导致远期生存率下降，以及影响患肢功能，甚至造成不必要的病残。

在行活检术之前，应对临床表现和影像学资料进行分析评估，设计规范的活检位置。骨肉瘤的活检通道被视为肿瘤污染区域，会对保肢或截肢术式产生重要影响。如果因术中未对活检通道进行广泛切除，造成骨肉瘤的复发，即使再次手术甚至截肢，辅助化疗药物，报道的患者生存率也仅为 20% 左右。标本的选取应减少诊断偏倚，是否获得典型的肿瘤细胞关乎活检术的成败。

第一节　活检评估

仔细询问病史、全面的体格检查和阅片是活检前必不可少的过程。通过上述方法限定肿瘤的诊断范围，对疑似骨肉瘤或基于影像学不能排除骨肉瘤可能性的患者应选择活检术以明确病变性质。当考虑良性病变时则无须活检，避免活检对病变组织的破坏，以利于手术完整切除。肿瘤形成软组织包块的时间、进展速度、伴发疼痛等应在病史询问时做出初步判断。

首先，仔细阅读 X 线平片。骨肉瘤典型的区域表现为混合性成骨和溶骨。活检尽量选择有肿瘤性成骨的部位，避开病变中央的坏死区。部分早期骨肉瘤的患者在 X 线片上表现不明显，需要结合 CT、MRI，仔细审查影像中每一横截面的图像，确认患者保肢条件，选取具有代表性的病灶取材。其次，MRI 对肿瘤边界及其涉及的肌筋膜间室位置、神经血管结构的显示较好。CT 显示骨皮质、骨溶解、肿瘤性成骨较好。软组织内超声检查可评估肿瘤血流情况，肿瘤周围血管走行，区分血管与坏死 / 囊肿。增强 MRI 或 CT 上未增强的区域可能为坏死或血肿，此处穿刺所取标本不具有诊断意义。当肿瘤病变靠近肢体主要血管神经时，应根据活检前 MRI 确定血管神经解剖位置，避免活检造成损伤。

活检前应对患者进行全身检查。发现全身多处成骨性病变，高度怀疑转移且失去手术切除价值时，活检位置可不受限于手术切口计划，选取相对简单的入路即可。

第二节　活 检 原 则

骨和软组织病变活检取样的方法较多，但均应遵守精准取样的原则，减少对患者的伤害及对周围软组织的污染。活检前预判典型病变的部位，避免因活检标本的误差而影响诊断。因为活检所侵入的邻近软组织均需扩大切除，为减少软组织的损失，活检入口应位于手术切缘线上。对于无法保肢的患者，活检通道所污染的范围不应影响截肢术所涉及的皮瓣。在上述基础上，活检尽量选择离病变部位较近的区域，穿过单一间室内入路。避开肌间隙，降低血肿扩散、肿瘤污染多个间室的风险。防止因活检通道选择的不合理增加局部肿瘤复发的风险，影响保肢手术的成功率。

肢体的软骨、滑膜、关节囊、骨皮质、骨骺、骨膜、筋膜、肌腱起点、肌肉附着点等均为肿瘤扩散的天然屏障，这些屏障所构成的空间称为间室。骨肉瘤常突破上述屏障，累及周围间室，称间室外病变。活检经受累突破的屏障和间室进入，避开未受累区域，不必更大范围切除，为保肢手术提供尽量多的软组织覆盖和功能保留。

1.股骨头及股骨颈部的活检　该部位的手术切口一般为大腿外侧纵行切口。起始于股骨大转子尖向股骨干延伸。活检时避免污染大转子滑囊（覆盖大转子外侧大部分区域，术中难以完整切除）、股骨颈前方的血管神经束、旋股外侧动脉。推荐活检通道选在髋部的外下方、股骨大转子下区域，朝内上方进入股骨颈。避免穿出股骨污染髋关节囊。

2.股骨干活检　该部位手术切口可选外侧入路或后方入路。股骨干近端经臀大肌和股外侧肌之间；股骨干中段经股外侧肌和股二头肌长头间隙；股骨干远端则经股外侧肌和股二头肌短头。活检应尽量减少对股四头肌的污染，保留伸膝装置的功能。

3.股骨远端活检　该部位的骨肉瘤患者关节常无法保留，切除后需行人工肿瘤假体重建，因此切口多为前正中切口。活检时尽量减少伸膝装置的破坏和污染膝关节。推荐活检通道选在膝关节囊上方、股直肌内侧或股内侧肌，与内侧神经血管束保持有效的安全距离。

4.胫骨活检　标准手术切口为前内侧入路，直接经皮下脂肪至胫骨，不涉及肌间室。由于胫骨结节是伸膝装置的止点，在活检时不应污染该区域。同时注意保护胫前、胫后神经血管束。推荐直接从胫骨前内侧穿透胫骨皮质留取病理组织。

5.腓骨活检　腓骨的手术切口位于小腿的外侧。在腓骨颈处有腓总神经穿过，活检前评估时应明确骨肉瘤与腓总神经的位置关系。腓骨近端和远端的活检直接经皮肤、皮下脂肪至腓骨；而腓骨中段的活检，可穿过腓骨长肌至病变部位。

6.肱骨近端活检　该部位常规手术切口经三角肌、胸大肌肌间隙入路。活检应避开头静脉、肱二头肌长头腱及深面的桡神经。推荐的活检通道应位于头静脉外侧，经三角肌一小部分至肱骨。此时将肱骨外旋，使肱二头肌长头腱位于活检的外侧，避免污染。

7.肱骨干活检　切口位于上臂外侧，肱二头肌的后缘。此处除了头静脉穿行外，还有桡神经及伴行的动脉经桡神经沟穿出。推荐活检从肱二头肌和头静脉后方，经三角肌或肱肌间隙穿入。

8.肱骨远端活检　手术沿上臂外侧，经肱肌后方至肱骨。桡神经和桡动脉在肱肌的后缘，靠近肱骨远端外侧皮质走行。活检经肱肌可达远端肱骨的前外侧皮质。

9. 桡骨活检　桡骨头和桡骨颈采用后外侧入路；桡骨干和桡骨远端以外侧入路为主。在桡骨的近端和远端，可直接经皮肤、皮下脂肪至桡骨，在桡骨中段，入路选择性较大，应根据患者的不同情况进行筛选。

10. 尺骨活检　鹰嘴处后方入路直接经皮穿入，沿尺骨远端，逐渐偏向尺骨内侧。所涉及肌肉为指深屈肌的一小部分。

第三节　活检技术

1. 切开活检（incisional biopsy）　被视为活检的金标准。可取到不同部位的标本组织，对其细胞学形态、组织结构进行分析。充足的标本还可用于免疫组化、细胞基因检测、流式细胞检测等。这些研究均可帮助诊断疾病，指导后续治疗。但其手术时间较长、费用高，同时并发症如出血、感染、组织污染较多。切开活检操作不当时会给正式的肿瘤切除术带来很大的困难，被迫切除重建更多软组织，增加截肢率等。因此已逐渐被细针穿刺活检、芯针穿刺活检所取代。

2. 细针穿刺活检（fine needle aspiration）　操作方法相对简单，但通常受到标本量的限制。有研究提出，对于软组织肿瘤，细针穿刺也可提供足够的标本组织。其限制主要在于穿刺针通过后活检标本的组织结构可能被破坏，不利于诊断分析。

3. 芯针穿刺活检（core needle biopsy）　较细针穿刺采用的针更粗，可取到组织并保留组织结构。据报道，在不同的肿瘤中其准确率能达到90%。芯针穿刺常被作为首选的穿刺方法。回顾性研究显示，空芯针穿刺的准确率受活检技术和病理医生经验的影响。

4. 切除活检　是指在活检时切除整个肿瘤。沿肿瘤边界的外科切除为边缘切除。该法能获得大的标本量，增加诊断准确性。然而，该方法并不适用于骨肉瘤患者。操作过程会造成广泛的软组织污染。尤其病灶毗邻重要神经血管时，切除范围的扩大可导致严重并发症，甚至原本可以保肢的患者将被迫截肢。

在切开活检和芯针穿刺活检的回顾性对照研究中，其诊断准确性并无显著差异。Heslin 指出，标本病理结果的准确判断取决于病理学家的技术和经验。而在对细针穿刺活检和芯针穿刺活检的前瞻性对照研究中，高级别肿瘤诊断的准确率要高于良性和低级别肿瘤的准确率。

参 考 文 献

Bacci G，Ferrari S，Longhi A，et al. 2003. Therapy and survival after recurrence of Ewing's tumors：The Rizzoli experience in 195 patients treated with adjuvant and neoadjuvant chemotherapy from 1979 to 1997. Ann Oncol，14（11）：1654-1659.

Costa MJ，Campman SC，Davis RL，et al . 1996. Fine-needle aspiration cytology of sarcoma：Retrospective review of diagnostic utility and specificity. Diagn Cytopathol，15（1）：23-32.

Davies NM，Livesley PJ，Cannon SR. 1993. Recurrence of an osteosarcoma in a needle biopsy track. J Bone Joint Surg Br，75（6）：977-978.

deSantos LA，Murray JA，Ayala AG. 1979. The value of percutaneous needle biopsy in the management of primary tumors. Cancer，43（2）：735-744.

Enneking WF. 1983. Musculoskeletal Tumor Surgery. New York：Churchill Livingstone.

Gong Y，Sneige N，Guo M，et al. 2006. Transthoracic fine-needle aspiration vs concurrent core needle biopsy in diagnosis of intrathoracic lesions：A retrospective comparison of diagnostic accuracy. Am J Clin Pathol，125：438-444.

Greif J，Marmor S，Schwarz Y，et al. 1999. Percutaneous core needle biopsy vs. fine needle aspiration in diagnosing benign lung lesions. Acta Cytol，43：756-760.

Heslin MJ，Lewis JJ，Woodruff JM，et al. 1997. Core needle biopsy for diagnosis of extremity soft tissue sarcoma. Ann Surg Oncol，4（5）：425-431.

Kilpatrick SE，Cappellari JO，Bos GD，et al. 2001. Is fine-needle aspiration biopsy a practical alternative to open biopsy for the primary diagnosis of sarcoma? Experience with 140 patients. Am J Clin Pathol，115（1）：59-68.

Mankin HJ，Lange TA，Spanier SS. 1982. The hazards of biopsy in patients with malignant primary bone and soft-tissue tumors. J Bone Joint Surg Am，64（8）：1121-1127.

Mankin HJ，Mankin CJ，Simon MA. 1996. The hazards of the biopsy，revisited. Members of the Musculoskeletal Tumor Society. J Bone Joint Surg Am，78（5）：656-663.

Minot DM，Gilman EA，Aubry MC，et al. 2014. An investigation into false-negative transthoracic fine needle aspiration and core biopsy specimens. Diagn Cytopathol，42：1063-1068.

Schweitzer ME，Gannon FH，Deely DM，et al. 1996. Percutaneous skeletal aspiration and core biopsy：Complementary techniques. AJR Am J Roentgenol，166（2）：415-418.

Simon MA. 1982. Biopsy of musculoskeletal tumors. J Bone Joint Surg Am，64（8）：1253-1257.

Williams SM，Gray W，Gleeson FV. 2002. Macroscopic assessment of pulmonary fine needle aspiration biopsies：Correlation with cytological diagnostic yield. Br J Radiol，75：28-30.

Yang YJ，Damron TA. 2004. Comparison of needle core biopsy and fine-needle aspiration for diagnostic accuracy in musculoskeletal lesions. Arch Pathol Lab Med，128（7）：759-764.

Yao L，Nelson SD，Seeger LL，et al. 1999. Primary musculoskeletal neoplasms：Effectiveness of core-needle biopsy. Radiology，212（3）：682-686.

第四章 骨肉瘤病理学

骨肉瘤是最常见的骨原发性恶性肿瘤，组织学特征是肿瘤细胞能直接产生骨样基质，这也是最重要的病理学镜下诊断线索。大部分骨肉瘤都会有多种组织形态混合存在，但也有一些特殊的组织学类型，容易引起诊断中的混淆。本章重点介绍骨肉瘤的不同组织学类型及鉴别诊断要点。根据肿瘤发生的位置主要分为髓内骨肉瘤、骨表面骨肉瘤、皮质内骨肉瘤及骨外骨肉瘤，下文将分别介绍。

第一节　髓内骨肉瘤

一、经典型骨肉瘤

经典型骨肉瘤是最常见的骨肉瘤类型，以间变的肿瘤细胞及肿瘤性成骨为特征。大体常表现为以干骺端为中心的肿块，且常见骨皮质中断及周围软组织内包块形成。由于肿瘤内成骨多少的不同，质地呈中等至质硬不等，含软骨成分较多时质地较脆，且由于伴灶状钙化，切面可有砂砾感；肿瘤细胞丰富区域质地偏软，呈鱼肉状，灰红或灰白色。

由于骨肉瘤的肿瘤细胞形态变化多样，且细胞疏密程度不等，排列结构无明显特异性，与其他高级别肉瘤在组织形态上有很多相似点，因此诊断骨肉瘤时，肿瘤性成骨（骨样基质）是最重要的诊断线索。组织形态上，骨样基质是致密、均质粉染的不规则细胞间基质，具有一定的折光性（图4-1～图4-3）。当骨样基质含量很少或者非常纤细时很难与非骨性胶原鉴别。一般来说，非骨性胶原呈线状、丝状，具有平行排列的倾向；骨样基质呈弯曲状或团块样，包绕肿瘤细胞，呈现

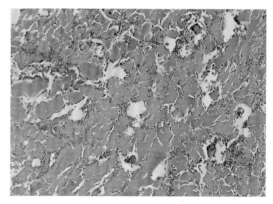

图4-1　片块状骨样基质

出"小窝"样结构，骨样基质宽窄不一，可以似纤细的"蕾丝"样，也可以呈较宽的片块状。

骨肉瘤内可以出现不同比例的成骨、成软骨及成纤维性病变，根据这几种成分的比例不同，经典型骨肉瘤又可以分为以下几种。

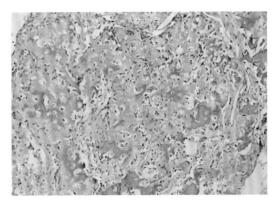

图 4-2　小梁状骨样基质，包绕肿瘤细胞

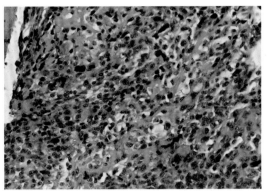

图 4-3　丰富的肿瘤细胞间见纤细粉染的骨样基质形成

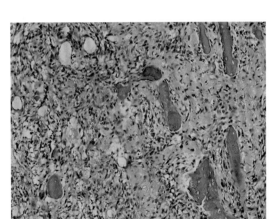

图 4-4　患者，男性，10 岁，右股骨远端成骨细胞型骨肉瘤。镜下见明显间变的肿瘤细胞及大量花边样成骨，其间见残存的宿主骨

1. 成骨细胞型骨肉瘤　是最常见的骨肉瘤组织学类型，占经典型骨肉瘤的半数以上。肿瘤内见较明显的肿瘤性成骨和（或）骨样基质（图 4-4），可能呈纤细的网格状，也可能是大片块的不规则骨。骨样基质常沉积于宿主骨表面，呈"脚手架"样结构。肿瘤细胞以梭形为主，也可见上皮样、透明细胞样或多形性瘤巨细胞，且同一肿瘤内不同区域的细胞形态可不同，常见多种形态的细胞混合存在。当成骨丰富时，瘤细胞被包绕在骨样基质间，细胞异型性反而变小，呈固缩状，即所谓的"正常化"，在穿刺组织中，可能对诊断有一定的影响，此时对骨样基质的准确判断更为重要。

2. 成软骨细胞型骨肉瘤　肿瘤以明显的成软骨性病变为特点，软骨成分表现为高级别软骨肉瘤，且主要以透明软骨为主，与间变的肿瘤细胞和肿瘤性骨混杂分布（图 4-5）。发生于颌骨和骨盆的成软骨细胞型骨肉瘤中可以见到黏液样或其他类型的软骨肉瘤成分。当软骨成分非常明显时，典型的肿瘤性成骨即成为诊断骨肉瘤的重要依据。穿刺诊断成软骨细胞型骨肉瘤比较困难，除非见到明确的肿瘤性成骨，否则单纯靠镜下观察易误诊为软骨肉瘤，需要结合患者的临床信息及影像学资料综合判断。

3. 成纤维细胞型骨肉瘤　指在高级别梭形细胞恶性肿瘤中含有很少量的骨样基质，组织形态上与纤维肉瘤很难区分（图 4-6）。由于成骨非常少，广泛取材，寻找骨样基质是诊断的关键。临床诊断上，由于对成纤维细胞型骨肉瘤中的骨样基质含量定义不明确，因此该分类在实际工作中可能不尽准确。SATB2 免疫组化染色可以从一定程度上辅助诊断及鉴别非成骨性的梭形细胞肿瘤，但在实际工作中发现，SATB2 在肿瘤内的表达并不均一，成骨丰富的区域核阳性表达率高，而在远离成骨的区域则阳性表达率不一，因此穿刺组织诊断时也不能仅依据 SATB2 未表达就排除骨肉瘤的可能性。

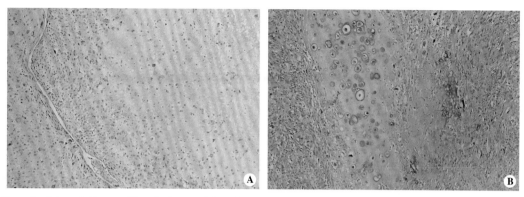

图 4-5　患者，女性，46 岁，左足跟骨成软骨细胞型骨肉瘤。肿瘤以明显的成软骨为特点（A）；局部见高级别的肿瘤性软骨成分与梭形肿瘤细胞及肿瘤性成骨混合存在（B）

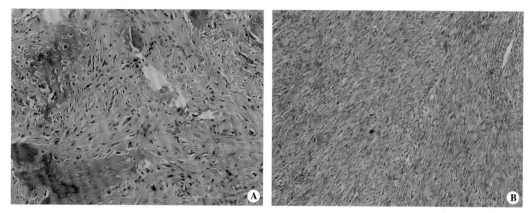

图 4-6　患者，男性，30 岁，左肱骨上段成纤维细胞型骨肉瘤。广泛取材，局部见少量肿瘤性成骨（A）；肿瘤主体以梭形细胞成分为主，呈纤维肉瘤样结构（B）

4. 其他少见亚型　骨肉瘤的组织形态多样，除了以上常见类型外，还有一些少见的组织形态，可以以经典型骨肉瘤的亚型单独出现，也可以在其他组织类型中混合出现。这些少见组织形态可能在诊断中给病理医生带来干扰，但既往研究表明，其并不影响经典型骨肉瘤的预后，即使有影响也是微乎其微。新近的一些研究则认为，现代多学科综合治疗后，经典型骨肉瘤不同亚型的生存率有一定差异，因此希望尽量能对不同的组织亚型进行区分。少见的组织亚型包括骨母细胞瘤样骨肉瘤、软骨母细胞瘤样骨肉瘤、软骨黏液样纤维瘤样骨肉瘤、上皮样骨肉瘤、透明细胞骨肉瘤、富含巨细胞的骨肉瘤、恶性纤维组织细胞瘤样骨肉瘤、硬化性骨肉瘤等。

（1）骨母细胞瘤样骨肉瘤：组织形态上类似于良性成骨细胞肿瘤，镜下肿瘤细胞较小，见大量小梁状成骨，在穿刺活检中很容易误诊为骨母细胞瘤。影像学对肿瘤良恶性的判断具有非常重要的作用：骨母细胞瘤好发于中轴骨，约 30% 的肿瘤发生于长骨的骨干或干骺端，但很少累及骨骺；长骨的骨母细胞瘤多位于髓内或骨皮质内，影像上呈膨胀性生长，周围常可见薄层的硬化性骨壳，有时肿瘤旁的骨膜下可见少量新生骨形成，但不同于骨肉瘤的骨膜反应，而骨肉瘤在影像上可以看到明显的皮质破坏。骨母细胞瘤中有时骨母细胞增生十分明显，呈立方或上皮样，看似有异型性，但肿瘤性骨样组织之间是疏松的纤维血管性间质，不同于骨肉瘤内的硬化性反应性间质及肿瘤性成骨细胞成分。骨母细胞瘤样骨肉瘤的肿瘤细胞虽然异型性不十分明显，但核分裂象易见，特征性的花边样成骨和病理性核分裂象是诊断骨肉瘤的重要依据。

（2）软骨母细胞瘤样骨肉瘤：非常罕见，也是一类容易在穿刺活检中误诊为良性肿瘤的骨肉瘤亚型，同样需要结合临床及影像学检查综合判断。软骨母细胞瘤也好发于青少年，但病变多位于长骨的骨骺端，一般不突破骺板，少数可出现局部浸润性生长，但通常软组织内包块边界亦清楚；而软骨母细胞瘤样骨肉瘤的影像则主要表现为经典型骨肉瘤的特点，可见明显的髓内及软组织内浸润征象。镜下肿瘤细胞虽然都是小圆形，细胞边界清楚，但软骨母细胞瘤样骨肉瘤核分裂象易见，且能找到典型的肿瘤性成骨（肿瘤细胞直接成骨，而不是软骨基质发生的骨化）；软骨母细胞瘤样骨肉瘤中的软骨成分也是高级别软骨肉瘤的形态，而非软骨性基质。

（3）软骨黏液样纤维瘤样骨肉瘤：属于成软骨细胞型骨肉瘤的一个组织学亚型，肿瘤的黏液变明显，瘤细胞呈梭形或星芒状，异型性不明显，可见类似软骨黏液样纤维瘤的分叶结构：小叶周边瘤细胞丰富，中央区瘤细胞稀疏。这一类型的骨肉瘤非常少见，细胞的不典型性为鉴别增加了难度，软骨黏液样纤维瘤样骨肉瘤的细胞异型性不十分明显，而软骨黏液样纤维瘤的部分区域还可能出现核大深染的不典型细胞，因此肿瘤性成骨成为组织学诊断的关键。影像学鉴别也十分重要，前者呈现明显恶性肿瘤的特征，呈侵袭性生长，而软骨黏液样纤维瘤边界清楚，周边可见薄层硬化边。

（4）上皮样骨肉瘤：瘤细胞可呈巢状、梁状或器官样排列，胞质丰富、嗜酸性，呈多角形，细胞核质比大，可见核仁，核分裂象易见，肿瘤细胞间见多少不等的骨样组织形成。浸润性生长方式、细胞异型性、核分裂象、硬化性间质和肿瘤性软骨（图4-7）等特征均可与上皮样骨母细胞瘤鉴别。如果发生于中老年人，还需要与转移癌鉴别，尤其是容易伴有骨化的转移癌，如乳腺癌、前列腺癌、肾细胞癌等。病史及免疫组化有助于鉴别诊断。需要注意的是，在使用上皮性标志物时，要选用多个抗体，如CK、EMA、CK8/18等同时使用，因为在部分骨肉瘤中肿瘤细胞可以出现广谱CK的表达，尤其在上皮样骨肉瘤中，而一般不表达EMA及其他上皮性标志物，且Vimentin为弥漫阳性表达（图4-8）。

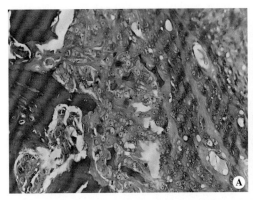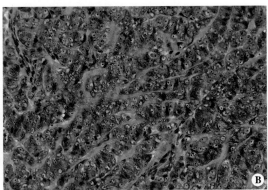

图4-7　患者，男性，30岁，右锁骨上皮样骨肉瘤。肿瘤细胞胞质丰富、淡染，核仁明显，肿瘤细胞间见骨样基质形成（A）；本例为淋巴结转移灶，见上皮样肿瘤细胞呈条索状排列，细胞间见粉染的骨样基质沉积（B）

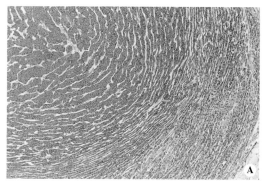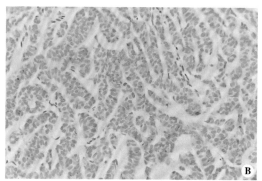

图 4-8 图 4-7 患者免疫组化显示肿瘤细胞 Vimentin 弥漫强阳性表达（A）；局灶性表达广谱 CK（B），
可与转移癌鉴别

（5）透明细胞骨肉瘤：组织形态在成骨细胞型骨肉瘤的部分区域常见，但完全由透明细胞组成的骨肉瘤并不多见。肿瘤细胞胞质透亮，部分细胞核质比可能偏小，但仍然具有异型性，细胞核通常深染，核分裂象易见。瘤细胞间可见肿瘤性成骨。主要与转移性肾细胞癌相鉴别，鉴别要点同上皮样骨肉瘤。

（6）富含巨细胞的骨肉瘤：非常少见，单独提出主要为穿刺活检诊断时提醒病理医生注意。因为在很多经典型骨肉瘤中都会出现多少不等的破骨样巨细胞，部分区域巨细胞数量可能相对较多，在穿刺组织中容易掩盖真正的肿瘤细胞，误诊为巨细胞瘤。年龄、肿瘤部位、骨膜反应及明显的浸润性生长的影像特点是鉴别二者的重要依据。镜下主要观察巨细胞间的肿瘤细胞，巨细胞瘤的肿瘤细胞是单核样间质细胞。

（7）恶性纤维组织细胞瘤样骨肉瘤：属于成纤维细胞型骨肉瘤的一种特殊类型，肿瘤组织形态上与发生于软组织的恶性纤维组织细胞瘤/未分化肉瘤非常相似，只有通过广泛取材，找到肿瘤性成骨才能诊断为骨肉瘤。因此该类肿瘤的诊断需要紧密结合临床特点，原发于骨的恶性纤维组织细胞瘤罕见，如遇发生于青少年长骨干骺端的肿瘤，应将骨肉瘤作为第一鉴别诊断考虑。

（8）硬化性骨肉瘤：属于成骨细胞型骨肉瘤的一种亚型，大量小梁状或团块状的肿瘤性骨是肿瘤的主要成分，瘤细胞被包裹在骨样组织间，细胞成分稀疏，异型性小（图4-9），单凭细胞的异型性很难对肿瘤的良恶性作出判断，需要结合影像中的侵袭性生长方式来帮助诊断。

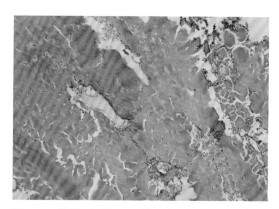

图 4-9 患者，男性，26 岁，右股骨远端硬化性骨肉瘤。镜下肿瘤以大片成骨为主，瘤细胞稀疏，异型性不明显。影像显示骨皮质破坏

二、毛细血管扩张型骨肉瘤

毛细血管扩张型骨肉瘤是一种少见的恶性成骨性肿瘤，以影像及镜下均可见到大的充满血液的囊腔形成为主要特点，但不伴间质的矿化。最好发于股骨远端，其次是胫骨近端、肱骨近端及股骨近端，偶发于肋骨、颅骨、骶骨和下颌骨。由于骨破坏明显，约1/4患者出现病理性骨折。影像上表现为明显的溶骨性病变，如果同时出现明显的骨化征象，不应诊断为毛细血管扩张型骨肉瘤，因为在经典型骨肉瘤的部分区域也可见到类似的囊性结构。

肿瘤大体观以囊腔样结构为主，腔内充以凝血块，可见软组织内包块形成。低倍镜下见充满血的大的囊腔，是肿瘤的主体结构。囊腔内衬覆的是异型性明显的肿瘤细胞而不是血管内皮，囊腔间有薄层的分隔，其间是间变的肿瘤细胞，异型性明显，可以见到较多的核分裂象及病理性核分裂象，局部在肿瘤细胞间见纤细的骨样基质形成是诊断骨肉瘤的主要依据（图4-10）。但需要注意的是，有部分毛细血管扩张型骨肉瘤虽然经过广泛取材仍见不到明确的肿瘤性成骨，但不能排除骨肉瘤的诊断，这一部分病例的转移灶中通常可见肿瘤性骨组织。

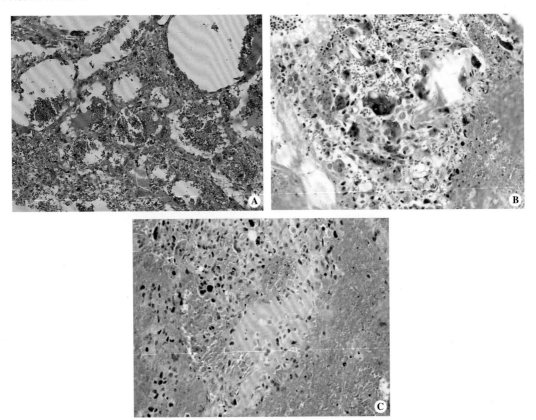

图 4-10　患者，男性，82 岁，左股骨远端毛细血管扩张型骨肉瘤。肿瘤内出血明显，细胞成分稀疏，可见较大的充满血液的囊腔形成，腔内衬覆的是异型的肿瘤细胞（A）；肿瘤细胞异型性明显，见瘤巨细胞（B）；破碎的肿瘤细胞间见少量骨样基质形成（C）

出血反应明显时，间隔中的肿瘤细胞减少并出现多核巨细胞，易误认为巨细胞瘤或动脉瘤样骨囊肿。仔细观察间质内肿瘤细胞的异型性，以及是否有病理性核分裂象和成骨，结合影像中侵袭性的生长方式，可与动脉瘤样骨囊肿鉴别。另一个需要鉴别的肿瘤是恶性巨细胞瘤。恶性巨细胞瘤临床平均发病年龄较骨肉瘤偏高，继发性恶性巨细胞瘤通常有明确的病史，比较容易判断；原发性恶性巨细胞瘤通过广泛取材可见良性巨细胞瘤的区域，可以帮助判断肿瘤起源。

三、小细胞型骨肉瘤

小细胞性恶性成骨性肿瘤的细胞呈未分化状态，分为圆细胞型及短梭细胞型。圆细胞型的肿瘤细胞似 Ewing 肉瘤，小到中等大小，胞质稀少，核分裂象多见；短梭细胞型更少见，同样胞质不丰富。肿瘤细胞间能看到彩带样纤细的骨样基质（图 4-11），需要与 Ewing 肉瘤内沉积的纤维蛋白样物质区分，如果能看到伴有矿化则更加支持骨样基质。

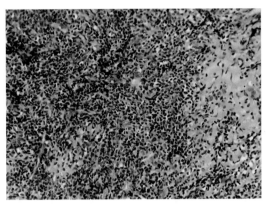

图 4-11　患者，女性，25 岁，右股骨中段小细胞型骨肉瘤。瘤细胞小而密集，胞质少，瘤细胞间见少量骨样基质形成，图右侧可见典型的骨样基质

小细胞型骨肉瘤最主要的鉴别诊断是 Ewing 肉瘤，二者的发病高峰年龄都是 10 ~ 20 岁，但小细胞型骨肉瘤也可见于中老年人，而 Ewing 肉瘤很少见于 30 岁以上成人。Ewing 肉瘤特征性的影像表现是渗透性或虫蚀样的骨质破坏及葱皮样骨膜反应，典型病例中可见菊形团样结构，免疫组化染色 CD99 阳性可见于几乎所有病例，且大部分肿瘤细胞表达 Vimentin 和 NSE、Syn、CD56 等神经标志物。小细胞型骨肉瘤也可表达 CD99 和 Vimentin，但一般不见神经标志物的表达。小细胞型骨肉瘤中缺乏 Ewing 肉瘤家族特征性的染色体易位 t（11；22），但现有研究表明该肿瘤存在 *EWSR1-CREB3L1* 基因的融合，这在 Ewing 肉瘤中并未发现。

其他需要鉴别的小细胞性肿瘤还包括淋巴造血系肿瘤、转移性小细胞癌，免疫组化可以帮助鉴别诊断。间叶性软骨肉瘤中也有未分化的小细胞成分，但这类肿瘤好发于中轴骨，除了小细胞成分外，还能见到低级别软骨肉瘤成分，但并不见肿瘤性成骨。

四、低级别中心性骨肉瘤

低级别中心性骨肉瘤又称高分化髓内骨肉瘤，仅占全部骨肉瘤的 1% ~ 2%，大部分发生于长骨，最好发于股骨（约占 50%），一般不累及扁骨。无论是影像还是镜下，低级别中心性骨肉瘤都很容易被误认为良性病变。肿瘤细胞呈长梭形，细胞形态温和，密度不大，异型性轻微，核分裂象少见。肿瘤内成骨明显，但成骨周边不见异型肿瘤细胞，成骨不规则，可见分支状或弯曲形态，似纤维结构不良表现。

低级别中心性骨肉瘤最重要的鉴别诊断是纤维结构不良。后者影像呈非浸润性的地图样，磨玻璃状，一般不伴皮质破坏及软组织包块，骨性成分粗细较一致，呈字母样，为不成熟的小梁状骨，因此不见板层骨结构。而低级别中心性骨肉瘤影像可见皮质破坏或伴软组织包块，典型的成骨是平行排列的长条骨，可见板层结构，且成骨粗细不等，部分边缘形态不圆滑（图 4-12）。低级别中心性骨肉瘤为低度恶性骨肉瘤，复发转移后可能向高级别转化。

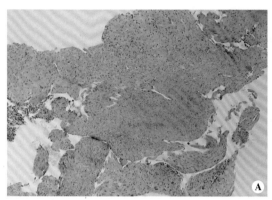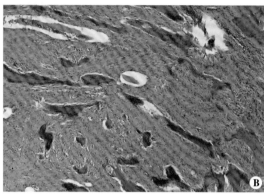

图 4-12　患者，男性，54 岁，右胫骨上段低级别中心性骨肉瘤。穿刺活检显示肿瘤细胞异型性小，仅见小灶性骨样基质形成（A）；手术标本见肿瘤性成骨具有平行排列的特点，成骨粗细不等，形态不规则，周边未见异型肿瘤细胞衬覆（B）

第二节　骨表面骨肉瘤

相对于髓内骨肉瘤，骨表面骨肉瘤是一类发生于骨表面的骨肉瘤，虽然有时可能累及髓腔，但肿瘤主体位于骨表面，且有比较特殊的影像及病理改变。骨表面骨肉瘤分为骨旁骨肉瘤、骨膜骨肉瘤和高级别骨表面骨肉瘤，恶性程度也依次由低到高。

一、骨旁骨肉瘤

骨旁骨肉瘤又称皮质旁骨肉瘤，是最常见的骨表面骨肉瘤类型，女性略多见，平均发病年龄为 20 ～ 30 岁，略高于经典型骨肉瘤。骨旁骨肉瘤最典型的发病部位是股骨远端后方（约占 70%），扁骨极少发生。临床表现为局部生长缓慢的无痛性肿块，病程常超过 1 年。肿瘤常呈分叶状附着于骨表面，可见软骨结节或软骨帽，部分病例可伴髓腔侵犯。

骨旁骨肉瘤也是一种低级别骨肉瘤，肿瘤细胞呈梭形，轻 - 中度异型，细胞成分较稀疏，肿瘤性成骨的形态也较温和，可呈平行排列，且骨小梁周围无成骨细胞被覆（图 4-13）。约半数病例见软骨成分，甚至在肿瘤表面形成软骨帽。软骨细胞轻度异型，可见软骨化骨。约 15% 的病例伴有高级别肉瘤成分（去分化），伴有去分化的肿瘤预后差，与经典型骨肉瘤相似。

由于肿瘤位于骨表面且可能见到软骨帽结构，因此需要与宽基底型骨软骨瘤相鉴别。骨软骨瘤虽然也位于骨表面，但肿瘤基底部与骨皮质相延续，且肿瘤内部与髓腔相通，可与骨旁骨肉瘤相鉴别。镜下虽然均可见软骨化骨，但骨软骨瘤的肿瘤层次较分明，越接近肿瘤中心部分骨小梁排列越疏松，且骨小梁间是骨髓成分；而骨旁骨肉瘤则与之相反，肿瘤密度越接近周边越低，且骨小梁间是纤维性成分。

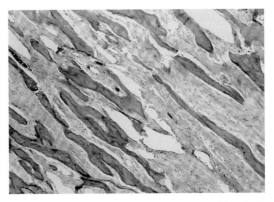

图 4-13 患者，女性，34 岁，右股骨远端骨旁骨肉瘤。瘤细胞稀疏温和，肿瘤性成骨平行排列，未见明显异型的骨母细胞衬覆

骨旁骨肉瘤还需要与部分骨表面的反应性骨化性病变相鉴别，如旺炽性反应性骨膜炎、近皮质骨化性肌炎，此类病变都有比较明显的创伤或感染病史。旺炽性反应性骨膜炎镜下为增生活跃的纤维成骨性病变，可见大量反应性骨，周边见增生的骨母细胞，间质成纤维细胞增生也较活跃。该病好发于青少年的手足骨，发病部位对鉴别诊断的意义十分重要。骨化性肌炎是一种良性非肿瘤性病变，多有局部外伤史，随着病程进展，肿瘤内成骨逐渐明显，肿瘤与周围软组织间形成界线清楚的骨壳，影像上有典型的分层结构，密度从外到内逐渐减低，与骨旁骨肉瘤亦是相反的。镜下见成骨周围被覆增生的骨母细胞，间质成纤维细胞增生活跃，病变早期可见结节性筋膜炎样结构，虽然核分裂象易见，但不会出现病理性核分裂象。尤其是穿刺活检时很容易被误认为成骨性肿瘤，因此，需要临床－影像－病理相结合综合判断。

二、骨膜骨肉瘤

骨膜骨肉瘤是发生于骨表面的中度恶性的成软骨细胞型骨肉瘤，约占骨表面骨肉瘤的1/3。不同于经典型骨肉瘤的干骺端发病倾向，骨膜骨肉瘤好发于长骨的骨干或者干骺偏干端，骨盆、肋骨、颌骨等部位少见。影像上病灶呈纺锤形，骨膜反应比较明显，常见Codman 三角和放射状日光征。

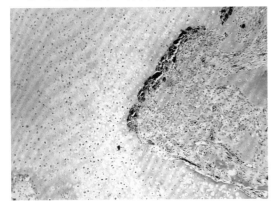

图 4-14 患者，女性，20 岁，右胫骨上端骨膜骨肉瘤。中等分化的肿瘤性软骨成分为主，周边见少许肿瘤性成骨（图右）

骨膜骨肉瘤是一种成软骨细胞型骨肉瘤，肿瘤内软骨成分明显，常为高级别软骨形态（Ⅱ～Ⅲ级），伴软骨内成骨。部分区域可见典型的肿瘤性成骨及异型的梭形肿瘤细胞，常见于肿瘤周边（图 4-14）。但如果肿瘤细胞的异型性及多形性十分明显，则应诊断为高级别骨表面骨肉瘤。

骨膜骨肉瘤一般不侵犯髓腔，预后较好；如果伴髓腔浸润，通常提示预后较差，与经典型骨肉瘤相当；如果骨皮质完全破坏伴广泛髓腔侵犯，应考虑诊断为经典型骨肉瘤（成软骨细胞型骨肉瘤）。

鉴别诊断除了其他几种骨表面骨肉瘤外，主要与骨膜软骨肉瘤相鉴别。骨膜软骨肉瘤又称皮质旁软骨肉瘤，是一种起源于骨表面的低级别软骨肉瘤，好发于 20 ～ 39 岁，长骨骨干或干骺端表面多见，直径一般大于 5cm。影像上也可出现与骨干垂直的放射状骨针，肿瘤内见斑点状钙化，提示为成软骨性肿瘤，但极少累及髓腔。骨膜软骨肉瘤镜下大多是低级别（Ⅰ～Ⅱ级）软骨性肿瘤，虽然有软骨化骨，但是不见花边样的肿瘤性成骨，这是与骨膜骨肉瘤的主要鉴别点。

三、高级别骨表面骨肉瘤

高级别骨表面骨肉瘤是起自骨表面的高级别成骨性恶性肿瘤，没有或仅有小范围的髓内浸润，非常罕见，35% 位于股骨远端的骨表面。肿瘤常侵犯骨表面的骨膜及骨皮质，导致骨膜反应出现，周围形成明显的软组织肿块。

肿瘤内常见多种组织形态混合存在，如瘤细胞丰富区、肿瘤性成骨或成软骨区域，但肿瘤细胞都具有高级别肿瘤的特点：细胞密度大，异型性及多形性明显，核分裂象及病理性核分裂易见，伴有出血及肿瘤性坏死等（图 4-15）。

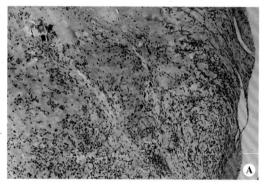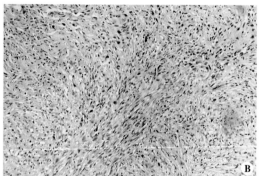

图 4-15　患者，女性，11 岁，胫骨上段高级别骨表面骨肉瘤。镜下见异型性明显的肿瘤细胞及肿瘤性成骨、肿瘤性成软骨成分（A）；瘤细胞丰富，伴有明显的异型性及多形性，核分裂象易见（B）

高级别骨表面骨肉瘤属于高度恶性骨肉瘤，预后极差，需要与其他类型的骨表面骨肉瘤鉴别。如前所述，骨旁骨肉瘤是一种高分化的骨肉瘤，骨膜骨肉瘤是以成软骨为主的中等分化的骨肉瘤，与高级别骨表面骨肉瘤最明显的区别在于后者的肿瘤细胞具有高级别特点，异型性更明显。

第三节　皮质内骨肉瘤

皮质内骨肉瘤是一种非常罕见的骨肉瘤类型，由于就诊时肿瘤较小，仍局限于骨皮质内，在影像上很容易被误认为其他良性病变，但实际是一种高级别的骨肉瘤。目前仅有少量文献的个案报道，发病年龄为 10 ～ 30 岁，男性较女性多见，以胫骨骨干为主，少数病例发生于股骨干。临床表现不特异，仅有患肢的轻度酸痛或肿胀，病程一般为数月。影像上常表现为表面骨皮质内一个边界略不规则的透亮的硬化区，病变直径为 1 ～ 2cm，没有明显的髓内及软组织浸润迹象，骨膜反应亦不明显。

镜下肿瘤组织形态似成骨细胞型骨肉瘤，可见大量肿瘤性骨形成，骨样基质间为中度异型的肿瘤细胞。肿瘤周边可见肿瘤侵袭的证据，肿瘤破坏周围骨皮质，将部分骨皮质卷入肿瘤内，在残存骨的表面可见肿瘤性骨的形成，形成所谓的"脚手架"样结构。肿瘤性软骨成分一般较少见。

影像上，皮质内骨肉瘤很容易被误诊为一些良性骨病变，如骨样骨瘤、骨母细胞瘤、造釉细胞瘤、骨性纤维结构不良、应力性骨折、皮质内脓肿等。除了骨样骨瘤、骨母细胞瘤外，其他类型的病变很容易通过病理诊断排除。骨样骨瘤有较明显的疼痛且夜间加剧，服用非类固醇类抗炎药可缓解，影像表现为靶环征和明显的边缘硬化带。镜下虽然也可见大量成骨，但骨小梁周围衬覆的是良性的骨母细胞，且骨小梁间为疏松的纤维及血管间质。肿瘤与周围的反应性骨之间边界清楚，没有移行过渡，所以不会见到皮质内骨肉瘤周边的浸润性表现。骨母细胞瘤好发于中轴骨，发生在长骨时需要与皮质内骨肉瘤鉴别的主要是上皮样骨母细胞瘤。

第四节　骨外骨肉瘤

骨外骨肉瘤又称软组织骨肉瘤，仅占软组织肉瘤的 1% ～ 2%，是原发于软组织的恶性成骨性肿瘤，镜下与原发于骨的经典型骨肉瘤无法区分，需要结合临床病史及影像明确肿瘤的原发部位。骨外骨肉瘤的发病年龄与骨原发性骨肉瘤明显不同，骨外骨肉瘤主要好发于 40 岁以上的中老年人，且无明显性别差异，常见部位是下肢、骨盆、肩胛带周围较大的肌群深部及腹膜后，也可发生于器官，如乳腺、肺、前列腺、膀胱等，但现在认为这些原发于脏器的骨肉瘤很可能是上皮来源的化生性肿瘤。大部分骨外骨肉瘤

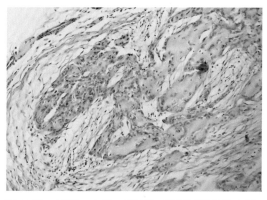

图 4-16　患者，女性，59 岁，腹膜后骨外骨肉瘤。镜下见明显间变的肿瘤细胞及较多肿瘤性成骨，未见其他具有明确分化的间叶组织形态

镜下表现为经典型骨肉瘤的组织形态，表现为以梭形细胞为主的间叶源性恶性肿瘤伴骨样基质形成（图 4-16），极少数病例中可见类似于骨旁骨肉瘤样的高分化肿瘤或者毛细血管扩张型骨肉瘤。

骨外骨肉瘤主要的鉴别诊断是骨化性肌炎及反应性修复性病变中的骨化，以及其他软组织肉瘤伴骨化。

第五节   骨肉瘤化疗反应的病理学评估

新辅助化疗的应用明显改善了大部分化疗敏感患者的预后。化疗后手术标本的病理学评估可反映肿瘤组织对化疗药物的敏感性，帮助临床医生判断是否需要调整化疗方案。病理医生需要全面评估化疗后肿瘤细胞的退变、坏死程度及残存肿瘤的情况，客观地给出评价结果。主要的标本处理方法及评估方法如下所述。

一、规范的标本取材

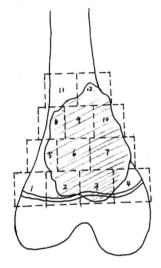

图 4-17   化疗后标本取材示意图

首先，分离骨周围未受累的软组织，参照影像学，按肿瘤的最大截面沿骨的长轴剖开，获得肿瘤最大剖面的骨片；其次，逐块切开，并绘制取材示意图，按所取材块依次标号（图 4-17）；最后，在镜下观察肿瘤坏死及残存肿瘤的范围，并在示意图上标识，计算肿瘤的坏死率。

二、骨肉瘤坏死的判断

骨肉瘤坏死的组织形态特点是在原来肿瘤区域内肿瘤细胞消失，或仅见肿瘤细胞的轮廓，代之以肉芽组织、纤维化组织或骨样基质，纤维化的区域以增生的成纤维细胞或胶原成分为主，可伴有慢性炎细胞浸润或泡沫细胞聚集（图 4-18）。

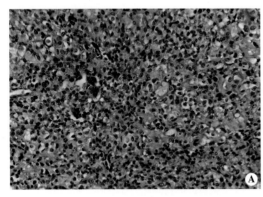
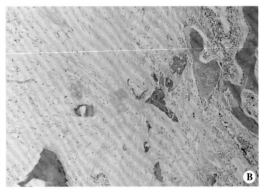

图 4-18   患者，女性，8 岁，左肱骨近端骨肉瘤。穿刺活检病理示肿瘤细胞丰富（A）；化疗后肿瘤细胞消失，代之以增生的纤维组织及少量残存的肿瘤性成骨，见少量慢性炎细胞浸润（B）

三、坏死率的评估

虽然很多肿瘤可发生自发性坏死，但一般肿瘤自发性坏死不会达到 90%，而 90% 以上的坏死基本是药物治疗后的反应，因此对于化疗敏感性的评判以 90% 为标准是有临床参考意义的。坏死率的评价标准见表 4-1。

表 4-1　骨肉瘤的化疗反应组织学分级

分级	肿瘤反应
1	无反应或反应不明显
2	大片坏死，残存肿瘤＞10%
3	大片坏死，残存肿瘤＜10%
4	全部坏死

摘自：Huvos AG. 1991. Bone Tumors：Diagnosis，Treatment and Prognosis. 2nd ed. Philadelphia：WB Saunders.

参 考 文 献

蒋智铭 . 2008. 骨关节肿瘤和瘤样病变的病理诊断 . 上海：上海科技教育出版社 .

Cates JM. 2017. Comparison of the AJCC，MSTS，and Modified Spanier Systems for Clinical and Pathologic Staging of Osteosarcoma. Am J Surg Pathol，41（3）：405-413.

Czerniak B. 2016. Dorfman and Czerniak's Bone Tumors. 2nd ed. New York：Elsevier.

Fredj AB，Hassini L，Fekih A，et al. 2017. Chondroblastic osteosarcoma of the distal tibia：A rare case report. Pan Afr Med J，27：11.

IARC. 2013. WHO Classification of Tumours of Soft Tissue and Bone. Lyon：IARC.

Lan H，Hong W，Fan P，et al. 2017. Quercetin inhibits cell migration and invasion in human osteosarcoma cells. Cell Physiol Biochem，43（2）：553-567.

Pant S，Tripathi S，Dandriyal R，et al. 2017. Osteosarcoma：A diagnostic dilemma. J Exp Ther Oncol，12（1）：61-65.

Rosenberg AE. 2017. Bone sarcoma pathology：Diagnostic approach for optimal therapy. Am Soc Clin Oncol Educ Book，37：794-798.

Sabattini S，Renzi A，Buracco P，et al. 2017. Comparative assessment of the accuracy of cytological and histologic biopsies in the diagnosis of canine bone lesions. J Vet Intern Med，31（3）：864-871.

第五章 骨肉瘤新辅助化疗与放疗

第一节 新辅助化疗

单纯手术切除治疗骨肉瘤的疗效并不理想。为提高患者生存率，Rosen 提出了新辅助化疗的概念，骨肉瘤 5 年生存率由原来的不足 20% 上升至 60% ～ 70%，患者可以长期无瘤生存，为骨肉瘤综合治疗奠定了基础。新辅助化疗的意义：可以早期进行全身治疗，以期消灭潜在的微小转移灶，控制转移率；可以根据肿瘤坏死率评估新辅助化疗疗效，指导术后化疗（或沿用原方案，或更改为更有效的方案）和判断预后；缩小肿瘤水肿带，使肿瘤边缘钙化，提高保肢率，减少复发率；为设计保肢方案，制作假体，提供更充分的时间。

然而，尽管国内学者均接受了新辅助化疗的理念（新辅助化疗＋外科治疗＋术后化疗），但治疗效果差异极大。化疗药物的选择差异及用药剂量不足可导致骨肉瘤化疗疗效不明显，远期生存率得不到有效的保障。化疗药物耐药性也是制约骨肉瘤疗效的主要问题，药物种类的合理搭配对治疗预后起着十分重要的作用。

常见的骨肉瘤化疗药物包括三大类：多柔比星（doxorubicin，DOX）、顺铂（cisplatin，DDP）和大剂量甲氨蝶呤（methotrexate，MTX）。意大利的 Rizzoli 矫形外科研究中心、德国的骨肉瘤协作组（Cooperative Osteosarcoma Study Group，COSS）及哈佛大学医学院附属麻省总医院的研究发现，异环磷酰胺（ifosfamide，IFO）对骨肉瘤同样有效。目前国际常用的化疗方案为美国 Rosen T 系列方案、COSS 系列方案、意大利 Bacci 方案等。

一、化疗原则

不同化疗药物作用于肿瘤的周期不同，应根据细胞 DNA 合成和分裂期，联合使用周期特异性药物和周期非特异性药物。一方面可以减轻单药的毒副作用，保证正常细胞的耐受性；另一方面，可以针对处于不同周期的肿瘤细胞进行有效的杀伤控制。

根据一级动力学原理，大剂量化疗产生较高的血药浓度，可加强对肿瘤的杀伤作用，调动休眠期细胞进入增殖期，避免化疗免疫抑制，促使药物从细胞外转移至细胞内，易于透过生理屏障。

药物的不良反应使肿瘤医生难以把握患者的用药剂量：小剂量药物化疗效果不显著，大剂量化疗疗效确定，但同时出现的副作用成为限制化疗用药的因素。化疗药物最严重的副作用是骨髓抑制，同时也可出现包括泌尿系统、消化道等在内的多脏器病变。骨肉瘤的化疗需要专科医生极高的医学水平，医生要充分认识骨肉瘤的发病机制、掌握各类新型辅助检查技术，早期对疾病进行诊断，并了解各类化疗药物的作用特点及毒副作用，对患者进行个体化治疗。

二、化疗指征

（1）病理确诊为高级别骨肉瘤。

（2）肝、肾能耐受化疗药物。

（3）无骨髓抑制或轻度抑制（白细胞高于 3.0×10^9/L）。

（4）无心脏功能障碍。

三、化疗方案

笔者所在医院总结了 2001 ～ 2017 年骨肉瘤治疗经验，根据骨肉瘤化疗的 4 种主要药物（异环磷酰胺、甲氨蝶呤、多柔比星和顺铂）的药理特点，结合骨肉瘤的病理学特点，自主设计了一套大剂量个体化的新辅助化疗方案（表 5-1）。

表 5-1　化疗方案

	年龄＜ 30 岁患者：IFO+MTX+DOX		年龄＞ 30 岁患者：IFO+DOX+DDP	
	时间	剂量	时间	剂量
IFO	第 1 ～ 5 天	$2g/m^2$	第 1 ～ 5 天	$2g/m^2$
MTX	第 3 天	$6 \sim 8g/m^2$	—	—
DOX	第 5 天	$30 \sim 40mg/m^2$	第 5 天	$30 \sim 40mg/m^2$
DDP	—	—	第 6 天	$120mg/m^2$

注：IFO，异环磷酰胺；MTX，甲氨蝶呤；DOX，多柔比星；DDP，顺铂。

青少年骨肉瘤患者化疗方案为异环磷酰胺、甲氨蝶呤、多柔比星。异环磷酰胺连续应用 5 天，每日剂量为 $2g/m^2$；甲氨蝶呤第 3 天应用，剂量为 $6 \sim 8mg/m^2$；多柔比星第 5 天应用，剂量为 $30 \sim 40mg/m^2$。中老年患者由于基础代谢率较低，甲氨蝶呤毒副作用较大，常将其替换为顺铂。顺铂第 6 天应用，剂量为 $120mg/m^2$。

化疗前一天及化疗期间对患者进行水化、碱化处理，保持每日液体量不低于 3500ml，并保持电解质平衡。

四、不 良 反 应

1. 异环磷酰胺

（1）骨髓抑制：白细胞减少较血小板减少更为常见，下降趋势持续约 1 周（图 5-1）。

（2）泌尿道反应：可致出血性膀胱炎。

（3）中枢神经系统毒性：与剂量有关，通常表现为焦虑不安、慌乱、幻觉和疲乏等。

（4）少见肝肾功能异常。

（5）其他反应包括脱发、恶心和呕吐等。

（6）长期用药可产生免疫抑制、垂体功能低下、不育症和继发性肿瘤。

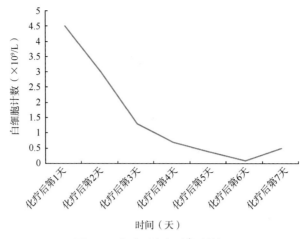

图 5-1　化疗后白细胞抑制情况

2. 甲氨蝶呤

（1）胃肠道反应，黏膜水肿。

（2）肝功能损害，包括黄疸，丙氨酸氨基转移酶、碱性磷酸酶、γ - 谷氨酰转肽酶等增高（图 5-2）。

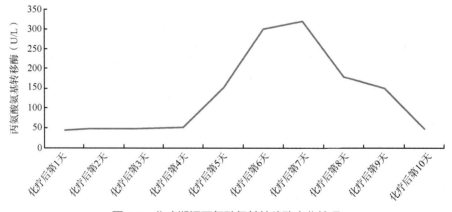

图 5-2　化疗期间丙氨酸氨基转移酶变化情况

（3）大剂量应用时，可发生高尿酸血症性肾病，此时可出现血尿、蛋白尿、少尿、氮质血症甚至尿毒症。

（4）骨髓抑制：主要引起白细胞和血小板减少，尤其应用大剂量或长期口服小剂量后，可引起明显骨髓抑制、贫血和血小板下降而致皮肤或内脏出血。

（5）脱发、皮肤发红、瘙痒或皮疹。

（6）鞘内注射后可能出现视物模糊、眩晕、头痛、意识障碍，甚至嗜睡或抽搐等。

3. 多柔比星

（1）骨髓抑制和口腔溃疡。

（2）心脏毒性。

（3）血液和淋巴系统损伤：白细胞减少、贫血、血小板减少。

（4）免疫系统损伤：过敏反应。

（5）代谢及营养失衡：厌食、脱水、高尿酸血症。

（6）血管损伤：潮热、静脉炎、血栓性静脉炎、血栓栓塞、休克。

（7）生殖系统损伤：停经、精子减少、无精。

4. 顺铂

（1）消化道反应：严重的恶心、呕吐为主要的剂量限制性毒性。

（2）肾毒性：累积性及剂量相关性肾功能不全是顺铂的主要剂量限制性毒性，一般每日剂量超过 $90mg/m^2$ 即为肾毒性的危险因素（图 5-3）。主要为肾小管损伤，损伤为可逆性。

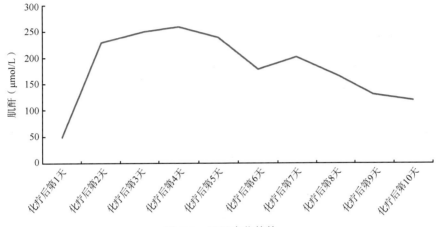

图 5-3　肌酐变化趋势

（3）神经毒性：神经损害，如听神经损害所致耳鸣、听力下降较常见；末梢神经炎。

（4）骨髓抑制 [白细胞和（或）血小板下降]：一般较轻。

（5）过敏反应：可出现面部水肿、气喘、心动过速、低血压、非特异性斑丘疹。

（6）其他：心脏功能异常、肝功能异常少见。

五、化 疗 评 估

肿瘤坏死率评估：新辅助化疗后手术完整切除瘤段，对其进行细胞坏死率的统计。肿瘤坏死率评估是化疗敏感性评估的金标准。化疗敏感的患者术后按原化疗方案继续进行辅助性治疗，不敏感的患者可维持原方案或更换化疗方案。

Ⅰ级：几乎未见化疗所致的肿瘤坏死。

Ⅱ级：肿瘤组织坏死率＞ 50%，尚有存活的肿瘤组织。

Ⅲ级：肿瘤组织坏死率＞ 90%，可见少许存活的肿瘤组织。

Ⅳ级：所有组织切片未见存活的肿瘤组织。

临床评估：①局部疼痛的变化。②肿瘤体积的变化。③化疗前碱性磷酸酶高者，化疗后的变化情况（图 5-4）。④ X 线检查。⑤ MRI 显示肿瘤边界大小或边界的变化。

⑥全身骨扫描（ECT）检查中核素浓聚的变化。

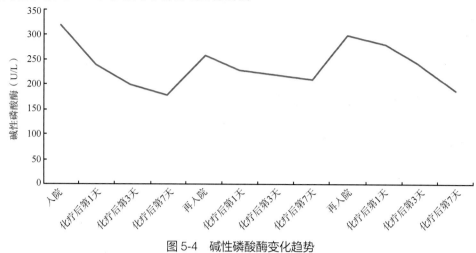

图 5-4　碱性磷酸酶变化趋势

第二节　放　　疗

　　放疗利用直线加速器产生的高能光子束，诱导细胞形成氧自由基，自由基和 DNA 结合起到破坏细胞 DNA 链的作用，最终使细胞死亡。细胞对放疗的敏感性取决于许多因素，如细胞周期中有丝分裂活跃的细胞对放疗敏感；供氧丰富的细胞易形成氧自由基，放疗敏感性较乏氧细胞高；细胞修复损伤的能力也是放疗敏感性的影响因素。

　　放疗的剂量单位是戈瑞（Gy）。1Gy 指单位重量（kg）所吸收的射线量（J），1 拉德（rad）相当于 1 厘戈瑞（cGy）。放疗最佳的疗效是对肿瘤细胞给予最大可能的射线，但对周围正常组织不产生严重的损伤。可通过线性加速器保持放射边缘的清晰，使大剂量的射线集中于靶组织。在有丝分裂期，200cGy 的剂量可将细胞杀死，利用特定的细胞间期，多次放疗让其他周期的细胞进入敏感期利于杀伤肿瘤。同时，不断死亡的细胞周围含氧低的区域可发生氧合，加强放疗的疗效。但分次放疗可能导致治疗的延迟，使肿瘤细胞恢复增殖，因此在肿瘤治疗过程中应避免延迟的发生。一般放疗剂量为 150 ～ 200cGy/d，直至靶剂量。

　　放疗急性期副作用主要为皮肤刺激、胃肠不适、泌尿系统异常、水肿、精神状态改变等，与放疗总剂量和疗程长短相关。患者同期应用细胞毒性药物时，急性期并发症更为常见。晚期副作用包括慢性纤维化、病理性骨折、水肿、骨坏死、再发恶性肿瘤。骨肉瘤好发于儿童和青少年，随着生存率的提升，放射治疗所引起的软组织恶变率有所增加，远期发生放射性肉瘤者常预后不良，与每次的射线量有关。

　　在骨肉瘤的治疗中，放疗的应用比较局限。因为成骨性肿瘤对化疗一般不敏感，骨肉瘤常规综合治疗方案中并未纳入放疗。随着放疗技术的发展，可以对肿瘤进行大剂量的放疗而不增加对周围组织的损伤。骨肉瘤治疗时，也有采用大于 60Gy 的放射，反应较好。对于可以手术切除的病变，辅助性放疗的目的是控制局部微小病灶，降低肿瘤复发风险。而无法手术切除的病变或全身多发转移病灶者，预计生存时间不长，放疗的目的在于减轻疼痛、保留功能。

选择放疗的骨肉瘤患者，其放疗范围应该为化疗和手术前病灶，而不应根据化疗后病灶来确定。放疗的方式包括术前放疗、术中放疗、术后放疗。术前放疗与化疗可同期进行，可局部控制肿瘤以利于手术切除。肿瘤体积的缩小可减少术中的污染。放疗的范围根据三维定位来确定，一般包括肿瘤及其外 3～5cm。如果肿瘤靠近重要血管、脏器，术前放疗时范围应适当缩小，避免血管周围纤维化和脏器损伤。严重的纤维化将增加术中分离的难度，血管脆性的增加可能导致术中损伤，发生大出血，保肢难度大。因为术前肿瘤氧供充分，放疗敏感程度高，所选剂量可相应降低，可减少因放疗导致术后切口的并发症。同时采用"缩野技术"，从一开始较大范围的覆盖，逐渐减小至射线聚焦在肿瘤剩余的部位。

术中放疗主要用于因保留肢体重要血管神经束等而造成手术边缘不满意的患者，以期提高骨肉瘤的局部控制率。前瞻性的研究表明，术中放疗与未进行放疗的患者相比，肿瘤的局部复发率差异存在统计学意义。该技术的优点在于操作方便、定位准确，同时对术后伤口愈合的影响较小。笔者所在医院使用的是碘放射性粒子，在术野周围的肌肉组织中，每间隔 1cm 均匀置入。术后 X 线片对粒子位置进行确认。

术后补充性放疗一般在伤口充分愈合后进行，一般为术后 2～6 周。如果放疗时间延迟较长，肿瘤局部复发的风险将增高。

新的放疗技术如质子放疗、调强适形放射治疗（intensity- modulated radiation therapy，IMRT），可调整不同角度对肿瘤实施大剂量的放疗，使射线更均匀地分布于肿瘤内，而外部正常组织中获得的剂量较少。研究报道中 IMRT 对于局部控制和生存的延长起到了良好的效果。

参 考 文 献

Alektar KM，Hu K，Anderson L，et al. 2000. High-dose-rate intraoperative radiation therapy（HDR-IORT）for retrosperitoneal sarcoma. Int J Radiat Oncol Biol Phys，47：157-163.

Amit P，Patro DK，Basu D，et al. 2014. Role of dynamic MRI and clinical assessment in predicting histologic response to neoadjuvant chemotherapy in bone sarcomas. Am J Clin Oncol，37（4）：384-390.

Bacci G，Balladelli A，Palmerini E，et al. 2008. Neoadjuvant chemotherapy for osteosarcoma of the extremities in preadolescent patients：The Rizzoli Institute experience. J Pediatr Hematol Oncol，30（12）：908-912.

Bacci G，Briccoli A，Rocca M，et al. 2003. Neoadjuvant chemotherapy for osteosarcoma of the extremities with metastases at presentation：Recent experience at the Rizzoli Institute in 57 patients treated with cisplatin，doxorubicin，and a high dose of methotrexate and ifosfamide. Ann Oncol，14（7）：1126-1134.

Bacci G，Ferrari S，Longhi A. 2002. High dose ifosfamide in combination with high dose methotrexate，adriamycin and cisplatin in the neoadjuvant treatment of extremity osteosarcoma：Preliminary results of an Italian Sarcoma Group/Scandinavian Sarcoma Group pilot study. J Chemother，14（2）：198-206.

Bernthal NM，Federman N，Eilber FR，et al. 2012. Long-term results（＞25 years）of a randomized，prospective clinical trial evaluating chemotherapy in patients with high-grade，operable osteosarcoma. Cancer，118（23）：5888-5893.

Blattmann C，Oertel S，Schulz-Ertner D，et al. 2010. Non-randomized therapy trial to determine the safety and efficacy of heavy ion radiotherapy in patients with non-resectable osteosarcoma. BMC Cancer，10：96.

Bortolussi S，Ciani L，Postuma I，et al . 2014. Boron concentration measurements by alpha spectrometry and quantitative neutron autoradiography in cells and tissues treated with different boronated formulations and administration protocols. Appl Radiat Isot，88：78-80.

Choeyprasert W，Pakakasama S，Sirachainan N，et al. 2014. Comparative outcome of Thai pediatric osteosarcoma treated with two protocols：The role of high-dose methotrexate （HDMTX）in a single institute experience. Asian Pac J Cancer Prev，15（22）：9823-9829.

Crews KR，Liu T，Rodriguez-Galindo C，et al. 2004. High-dose methotrexate pharmacokinetics and outcome of children and young adults with osteosarcoma. Cancer，100（8）：1724-1733.

Dasu A，Toma-Dasu I. 2005. Dose-effect models for risk-relationship to cell survival parameters. Acta Oncol，44（8）：829-835.

Ferrari S，Ruggieri P，Cefalo G，et al. 2012. Neoadjuvant chemotherapy with methotrexate，cisplatin，and doxorubicin with or without ifosfamide in nonmetastatic osteosarcoma of the extremity：An Italian sarcoma group trial ISG/OS-1. J Clin Oncol，30（17）：2112-2118.

Guerin S，Dupuy A，Anderson H，et al. 2003. Radiation dose as a risk factor for malignant melanoma following childhood cancer. Eur J Cancer，39：2379-2386.

Kudawara I，Aoki Y，Ueda T，et al. 2013. Neoadjuvant and adjuvant chemotherapy with high-dose ifosfamide，doxorubicin，cisplatin and high-dose methotrexate in non-metastatic osteosarcoma of the extremities：A phase II trial in Japan. J Chemother，25（1）：41-48.

Kuszyk B，Corl F，Franano F，et al . 2001. Tumor transport physiology：Implications for imaging and imaging-guided therapy. Am J Roentgenol，177：747-753.

Lewis IJ，Nooij MA，Whelan J，et al. 2007. Improvement in histologic response but not survival in osteosarcoma patients treated with intensified chemotherapy：A randomized phase III trial of the European Osteosarcoma Intergroup. J Natl Cancer Inst，99（2）：112-128.

Machak GN，Polotskiĭ BE，Meluzova OM，et al. 2010. Treatment of relapsed osteosarcoma. Role of chemotherapy using ifosamide and carboplatin. Vopr Onkol，56（2）：220-225.

Mankin HJ，Hornicek FJ，Rosenberg AE，et al. 2004. Survival data for 648 patients with osteosarcoma treated at one institution. Clin Orthop Relat Res，429：286-291.

Mir O，Ropert S，Goldwasser F. 2008. Neoadjuvant chemotherapy with high-dose methotrexate in osteosarcoma. Lancet Oncol，9：1198.

Miyatake S，Kawabata S，Hiramatsu R，et al. 2014. Boron neutron capture therapy with bevacizumab may prolong the survival of recurrent malignant glioma patients：Four cases. Radiat Oncol，9：6.

Moore DD，Luu HH. 2014. Osteosarcoma. Cancer Treat Res，162：65-92.

Nataraj V，Batra A，Rastogi S，et al. 2015. Developing a prognostic model for patients with localized osteosarcoma treated with uniform chemotherapy protocol without high dose methotrexate：A single-center experience of 237 patients. J Surg Oncol，112（6）：662-668.

Patel S，Shapiro W，Laske D，et al . 2005. Safety and feasibility of convection-enhanced delivery of Cotara for the treatment of malignant glioma：Initial experience in 51 patients. Neurosurgery，56：1243-1252.

Preston DL，Ron E，Tokuoka S，et al. 2007. Solid cancer incidence in atomic bomb survivors：1958-1998. Radiat Res，168：1-64.

Reddy K，Damek D，Gaspar LE，et al. 2012. Phase II trial of hypofractionated IMRT with temozolomide for patients with newly diagnosed glioblastoma multiforme. Int J Radiat Oncol Biol Phys，84：655-660.

Rosen G，Marcove RC，Caparros B，et al. 1979. Primary osteogenic sarcoma. The rationale for preoperative chemotherapy and delayed surgery. Cancer，43：2163-2177.

Schneider U，Sumila M，Robotka J，et al. 2011. Dose-response relationship for breast cancer induction at radiotherapy dose. Radiat Oncol，6（1）：67.

Stone HB，Coleman CN，Anscher MS，et al. 2003. Effects of radiation on normal tissue：Consequences and mechanisms. Lancet Oncol，4：529-536.

Svahn-Tapper G，Garwicz S，Anderson H，et al. 2006. Radiation dose and relapse are predictors for development of second malignant solid tumors after cancer in childhood and adolescence：A population-based case-control study in the five Nordic countries. Acta Oncol，45：438-448.

Valentin J. 2005. Low-dose extrapolation of radiation related cancer risk. Ann ICRP，35（4）：1-140.

Zalupski MM，Rankin C，Ryan JR，et al. 2004. Adjuvant therapy of osteosarcoma—A Phase II trial：Southwest Oncology Group study 9139. Cancer，100（4）：818-825.

第六章　保肢手术术前准备

手术前应对骨肉瘤患者进行全面的手术及麻醉相关检查，初步评估术中可能出现的情况并拟定对应措施，包括心、肺、肾、肝功能的评价，血液系统如红细胞、白细胞、血小板、凝血机制的检查，红细胞沉降率、电解质等项目的化验。患者胸片、心电图是否存在异常，是否存在手术禁忌证，联合心内科、麻醉科等科室对患者能否耐受保肢手术进行全面评估。考虑骨肉瘤的特殊性，在常规术前准备的基础上还需评估骨肉瘤患者保肢手术条件及手术意义。指导患者心理工作，使患者了解手术治疗的必要性及可能发生的并发症，并使患者及其家属主观意识上理解治疗及可能发生的意外事件，配合医护人员围手术期的工作。

第一节　全身检查

检查患者心肺功能，评估其耐受手术的能力。骨肉瘤患者多为儿童或青少年，除外先天性心脏病的因素，一般心肺功能在正常范围，常规行胸片、心电图检查，如发现异常，再对心内科、呼吸内科等相关专科的情况进行进一步排查。但对于一些老年患者，应进行全面、详细的检查，包括心电图、胸片、心脏超声、肺功能（表6-1），以排除手术禁忌证。

表 6-1　肺功能评估指标

检查项目	正常值	高度危险值
肺活量（VC）	$2.44 \sim 3.47L$	$< 1.0L$
第1秒用力呼气量（FEV_1）	$2.83L$	$< 0.5L$
最大呼吸流率（MEFR）	$288 \sim 336L/min$	$< 100L/min$
最大通气量（MVV）	$82.5 \sim 104L/min$	$< 50L/min$
动脉血氧分压（PaO_2）	$75 \sim 100mmHg$	$< 55mmHg$
动脉二氧化碳分压（$PaCO_2$）	$35 \sim 45mmHg$	$< 45mmHg$

患者有血液系统、内分泌系统等疾病时，应在术前及时进行相关专科的处理。例如，糖尿病患者，应补充检查尿糖、酮体、血肌酐等指标，严格控制和检测血糖值，增加手术耐受，降低术后感染风险。血友病患者，尤其是隐匿性血友病，凝血因子的调控是核心治疗措施。需在血液科指导下用药和输血，定期监测血液指标。骨肉瘤患者不推荐术中使用自体血回输，输血相关项目如HIV、乙肝病毒、丙肝病毒、梅毒等应常规术前检查，做好备血工作。行骨盆手术之前应常规进行肠道准备。

骨肉瘤患者长期受到恶性肿瘤和化疗药物的影响，应重视术前营养的评估。营养不良会造成患者耐受手术的能力降低，围手术期并发症的风险增加。营养的评估包括白蛋白、淋巴细胞数、血红蛋白、皮下脂肪厚度等。微型营养评定（mini-nutritional assessment，MNA）可作为更精确的营养评估方法（表 6-2）。

表 6-2 微型营养评定表

评估项目	对应分数
营养筛查	
既往 3 个月内是否有食欲下降、消化问题、咀嚼困难而摄食减少	0= 食欲完全丧失；1= 食欲中等程度下降；2= 食欲正常
近 3 个月内体重下降情况	0= 大于 3kg；1=1 ～ 3kg；2= 无体重下降；3= 不知道
活动能力	0= 需卧床或长期坐着；1= 能不依赖床或椅子，但不能外出；2= 独立外出
既往 3 个月内有无重大心理变化或急性疾病	0= 有；1= 无
神经心理问题	0= 严重智力减退或抑郁；1= 轻度智力减退；2= 无问题
体重指数（BMI）	0= 小于 19；1=19 ～ 21；2=21 ～ 23；3= 大于或等于 23
一般评估	
独立生活	0= 否；1= 是
每日应用处方药超过 3 种	0= 是；1= 否
压疮或皮肤溃疡	0= 是；1= 否
每日可以用餐几次	0=1 餐；1=2 餐；2=3 餐
蛋白质摄入情况（每日至少一份奶制品，是 / 否；每周两次或以上蛋类，是 / 否；每日肉、鱼或家禽，是 / 否）	0=0 或 1 个 "是"；0.5=2 个 "是"；1=3 个 "是"
每日食用两份或两份以上蔬菜或水果	0= 否；1= 是
每日饮水量	0= 小于 3 杯；0.5=3 ～ 5 杯；1= 大于 5 杯
进食能力	0= 无法独立进食；1= 独立进食稍有困难；2= 完全独立进食
自我评定营养状况	0= 营养不良；1= 不能确定；2= 营养良好
与同龄人相比，如何评价自己的健康状况	0= 不太好；0.5= 不知道；1= 好；2= 较好
中臀围（cm）	0= 小于 21；0.5=21 ～ 22；1= 大于或等于 22
腓肠肌围（cm）	0= 小于 31；1= 大于或等于 31

注：营养筛检分数＞ 12 表示正常，无须一般评估；＜ 11 提示可能营养不良，需继续一般评估。

MNA 总分 = 一般评估分数 + 营养筛查分数（总分≥ 24 表示营养状况良好；总分 17 ～ 24 为存在营养不良的危险；总分＜ 17 明确为营养不良）。

骨肉瘤早期具有转移的可能，尤其化疗耐受或不敏感的患者。术前通过肺 CT 或 PET-CT 和穿刺的病理组织学确定肿瘤分期十分重要，对于行保肢手术的价值、术后患者生存质量和生存期评估都起着指导性的作用。如果患者术前检查发现全身多发转移或不可手术切除的转移病灶，预期生存时间较短，手术价值不大，还可能因手术造成的机体损伤影响患者寿命，考虑姑息性治疗替代手术。

第二节　局部检查

是否符合保肢手术的指征需参考术前影像学检查。通过局部X线检查、MRI定位手术部位，判断骨肉瘤侵袭范围是否具备保肢手术条件，确定手术切除边缘和截骨长度。截骨长度以明显的骨性标志作为参考，距离骨肉瘤边缘外3cm为截骨面。尤其是准备术中定制假体重建的病例，精确的测量决定重建的成功。以股骨远端为例，与化疗前MRI对比，骨肉瘤周围形成完整的脂肪包裹，与腘血管、坐骨神经形成安全边界即具备保肢手术的指征（图6-1）。

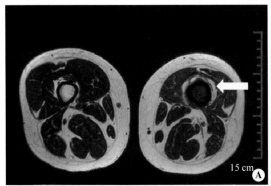
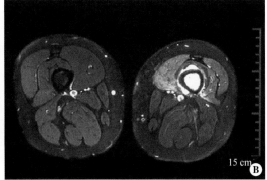

图6-1　化疗后形成完整的脂肪包裹，与血管神经之间形成安全边界（A）；化疗后肿瘤周围水肿减轻（B）

软组织内的切除范围在单间室外或MRI-T_1肿瘤边缘外3～5cm，一般化疗效果显著的患者，股中间肌间室的完整切除即可达到广泛切除。股骨全长X线片用以测量股骨前弓角和髓腔大小，预判术中所用假体的柄长和直径，避免因准备不足导致重建不满意。根据术前MRI-T_1像测量肿瘤在髓腔内的长度，排除T_2像上水肿对测量的影响。推荐经股骨内髁下缘进行测量，骨性标志明显，术中利于辨识。所截骨长度为肿瘤边缘近端3cm，同时测量股骨近端剩余长度，假体柄最远可至梨状窝（图6-2）。如果近端没有足够的长度使假体固定牢固，则术前应拟定相应措施如大段异体骨重建以弥补强度的不足。

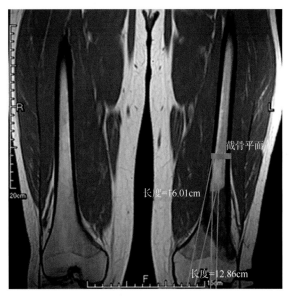

图6-2　距肿瘤边缘3cm为截骨平面，以股骨内髁下缘作为骨性标志测量截骨长度

参 考 文 献

Bacci G，Briccoli A，Ferrari S，et al. 2001. Neoadjuvant chemotherapy for osteosarcoma of the extremity：Long-term results of the Rizzoli's 4th protocol. Eur J Cancer，37（16）：2030-2039.

Gallegos-Castorena S，Martínez-Avalos A，Mohar-Betancourt A，et al. 2007. Toxicity prevention with amifostine in pediatric osteosarcoma patients treated with cisplatin and doxorubicin. Pediatr Hematol Oncol，24（6）：403-408.

Hamada K，Tomita Y，Inoue A，et al. 2009. Evaluation of chemotherapy response in osteosarcoma with FDG-PET. Ann Nucl Med，23（1）：89-95.

Kong CB，Byun BH，Lim I，et al. 2013. F-FDG PET SUVmax as an indicator of histopathologic response after neoadjuvant chemotherapy in extremity osteosarcoma. Eur J Nucl Med Mol Imaging，40（5）：728-736.

Lindner NJ，Scarborough MT，Spanier SS，et al. 1998. Local host response in osteosarcoma after chemotherapy referred to radiographs，CT，tumour necrosis and patient survival. J Cancer Res Clin Oncol，124（10）：575-580.

Tai BC，Machin D，White I，et al. 2001. Competing risks analysis of patients with osteosarcoma：A comparison of four different approaches. Stat Med，20（5）：661-684.

Thompson ME，Noel MB. 2017. Issues in nutrition：Nutritional assessment of adults. FP Essent，452：11-17.

第七章 骨肉瘤的手术治疗

在保肢手术之前，骨肉瘤患者均选择根治性手术切除即截肢术。随着纽约大学、费城儿童医院等多机构在治疗骨肉瘤过程中引入化疗，Kenneth Francis 和 Hugh Watts 等开始了保肢术的探索。假体置换作为骨肉瘤切除后重建的主要方式之一，受到越来越多的重视。在影像学、综合治疗、假体技术发展的前提下，肿瘤型人工假体置换已成为一种安全可靠的重建方式。术者根据术前影像学资料，评估患者保肢条件，选择手术时机，设计手术范围和重建假体的类型、规格、大小。术者需要理解骨肉瘤特性，掌握影像学技术，判断化疗药理药效，具备娴熟的手术技术，掌握肢体生物力学。患者的合理选择和规范化的手术操作不会影响患者的远期生存率，同时患者肢体功能和生活质量得以改善。回顾性统计笔者所在治疗中心收治的骨肉瘤患者，5 年总生存率约为 70%，其中保肢率占 85% ～ 90%。行保肢手术的骨肉瘤患者的 5 年生存率为 80% ～ 90%。

本章以肢体安全边界的判定、如何保留肢体主要血管神经、肿瘤扩大切除后如何重建骨缺失和软组织的再覆盖等为重点，依据不同解剖部位分别进行阐述，强调在保肢手术中应遵循的原则和关键点。

第一节 骨肉瘤手术原则

骨肉瘤作为最常见的骨原发性恶性肿瘤，局部复发和远处转移风险均较高。随着医学的不断发展，对骨肉瘤的诊治认识不断完善，在临床各学科、辅助科室的共同努力下，骨肉瘤保肢率呈逐年上升趋势。保肢术后的肢体功能和长期疗效受到越来越多的关注。因此，选择合适的患者行保肢手术是保证疗效、远期生存至关重要的一步。

骨肉瘤患者化疗前后肿瘤病灶的变化、化疗后病变与该部位重要解剖结构的关系是决定患者采用保肢术或截肢术的关键。相对上述指标，治疗前的影像学表现对患者是否保肢的影响较为局限，尤其对于化疗敏感的患者，治疗前 MRI 上病变范围可累及较广，周围水肿严重。新辅助化疗可缩小肿瘤体积，减轻软组织水肿，术前应对患者肢体条件进行重新评估。骨肉瘤局限并形成安全的脂肪边界，肢体主要血管神经位于脂肪边界以外，则认为患者具备保肢条件。早期发现转移病灶常被视为预后不良的因素，化疗期间转移病灶的控制和消失可作为患者保肢的依据。相反，肿瘤发现早期病变范围小，但患者对化疗的反应较差，在治疗期间骨肉瘤不断发展，累及肢体关键解剖结构，勉强实施保肢手术将影响骨肉瘤的治疗效果。

Ⅰ期和ⅡA期骨肉瘤患者，肿瘤易于完整扩大切除，且周围软组织可以尽可能保留，常规选择保肢手术。ⅡB、Ⅲ期则涉及多个间室，是否能保肢取决于患者对化疗的敏感性。

新辅助化疗后不可切除的肿瘤缩小，神经血管结构不受肿瘤累及，转移病灶控制良好，患者生存时间得以延长，肿瘤切除和骨、软组织重建是必要的措施。显微外科技术发展为血管重建奠定了基础，并不将肢体血管受累作为保肢手术的绝对禁忌证。基于肿瘤 en-block 切除原则，肿瘤累及血管时，可选择人造血管或自体血管重建，以达到保肢的要求。

骨肉瘤的切除范围依据术前影像学所测量的病变大小来设计，而非术中探查。肿瘤边缘的探查可导致术野污染，术后局部复发的可能性大。CT 属于解剖结构的检查，对确认骨性结构、软组织肿块、周围血管肌肉有一定价值，而 MRI 检查能体现解剖和组织内代谢情况，血管神经走行表现较 CT 更为清晰，不仅是患者手术指征的重要参考，也是手术切缘制定的依据。MRI-T_2 像上肿瘤的辨析度较高，但其范围受组织内水肿的影响，手术切缘应在 MRI-T_1 像上所示的肿瘤软组织边界外 3cm。同样，截骨面应距离 MRI-T_1 像上肿瘤边界 3cm。涉及肢体关节部位时，如肿瘤未突破关节面，则以关节软骨作为切缘。

第二节　骨与软组织缺损重建

肿瘤切除后重建的原则在于稳定、无痛的骨重建，周围软组织重新附着以恢复肢体功能。骨缺损的重建包括关节融合术、骨关节或大段异体骨重建、异体骨 - 假体重建、假体置换、骨搬移术。

关节融合术主要针对骨肉瘤切除后软组织缺损明显，没有剩余足够的软组织以恢复功能的情况，这是早期骨肉瘤保肢的主要方式。该方法只需重建支撑结构，操作较简单。感染、排斥风险较低，能获得长期的生物型重建。但重建的肢体失去原有关节活动，长度短缩，给患者心理、生理带来不便。有效的化疗和显微外科的应用，利用局部旋转皮瓣或远处游离皮瓣，可解决软组织切除过多造成覆盖不足、功能无法恢复等问题。目前关节融合术已不作为保肢的首选。

异体骨重建是 20 世纪 70 年代提出的生物型骨重建方法。可通过不同的内固定方式将大段异体骨与截骨断端连接，达到重建骨缺损和关节的目的。但在临床实践中，大段异体骨发生并发症的概率较大。早期并发症包括排斥反应、感染、骨不连等，晚期并发症有骨折、关节塌陷、关节不稳定等。各治疗中心并发症的发生率从 20% 到超过 50% 均有报道。由于并发症的影响，许多外科医生并不将其作为重建的选择。在一些儿童患者中，为保留患者部分生长潜力，降低肢体不等长概率，部分治疗中心选择异体骨进行重建。但远期发生塌陷或骨折时，常需要行二次关节置换术。

异体骨 - 假体复合物适用于肢体残端骨量较少，单纯异体骨或假体固定存在松动、固定不牢的情况。异体骨 - 假体复合物根据不同固定方式可分为骨水泥型、非骨水泥型、部分骨水泥型。肌腱等软组织可连接于异体骨，形成生物型固定，但感染、骨折、骨不连、骨吸收等并发症限制了该技术的发展。也有中心对非骨水泥型异体骨 - 假体复合物进行报道，中期临床结果显示技术可靠并可取得满意效果。更大的挑战在于稳定的固定，实现宿主骨远端至少 4～6cm 的固定区域，根据髓腔的大小匹配假体，术中扩髓应略小于假体柄大小，以使置入假体时获得充分的压配。

假体置换是目前应用最广泛的重建技术，能够提供早期的骨、关节支撑，使患者尽可能早地恢复肢体稳定和活动。随着材料学的发展、假体理念的完善，肢体各部位假体设计已趋于成熟，不只是简单地复制肢体的解剖结构，而在于达到更好的软组织覆盖。肌肉止点处钻孔的设计可实现术中对断端软组织的重新固定。工艺的提升使假体使用寿命延长，实用性更强。针对骨肉瘤好发年龄偏小，存在生长发育的问题，为避免假体置换后肢体不等长的情况发生，有关专家设计出一种可延长假体，其保留了患肢部分骨骺的生长潜力，同时能够遵循不同生长曲线进行假体延长。随着假体使用越来越普遍，并发症也逐渐凸显，包括机械性假体失败（如假体断裂、聚乙烯磨损）和非机械性假体失败（如感染、无菌性松动）。定制型假体存在术中不匹配的现象，可能因为假体制造期间，肿瘤生长导致术中截骨的改变；或术前影像学测量宿主骨、肿瘤大小存在偏差。假体规格的不合适造成术中无法置入假体，或置入后达不到满意的解剖、功能重建。组配式假体能够根据术中实际截骨情况，探查髓腔大小，选用合适的型号组装，术中不断修正和测试假体，使重建效果达到最佳，其可拆卸性大大降低了翻修手术的难度。多孔涂层、生物柄固定、高交联聚乙烯等逐渐应用于假体，推动了假体的改进创新。

与其他重建方法相比，骨搬移术具有操作简单、并发症少的优点。在不涉及关节的大段骨缺损病例中，骨搬移术能取得良好的生物重建效果。然而，骨搬移术治疗周期较长，对患者的依从性要求较高。骨肉瘤患者在骨搬移期间还需接受辅助性化疗，影响骨质生长，可能延缓搬移的速度或出现骨痂形成不良。Karita 和 Tsuchiya 等报道，瘤段切除后，在外固定架的牵引下可实现骨缺损的重建。骨与软组织的逐渐延长，避免了神经血管的牵拉伤和肢体不等长。在研究报道中，骨不连、骨折发生率低，骨不连的发生可能与牵引骨固定不牢有关。

骨肉瘤常突破骨膜，累及周围软组织。尤其在置入假体或异体骨的患者中，充分的软组织覆盖，肌腱的重新连接以恢复肢体功能尤为重要。骨肉瘤侵及范围较大，为保证肿瘤的 en-block 切除，可能造成局部软组织不足。皮瓣移植常作为首选重建方式。皮瓣存活的基本条件是保证血液循环畅通。深部动脉发出众多水平分支，形成筋膜层、真皮层、乳头下层血管网，供应各层的营养。如果需要重建皮肤血供，则应保留真皮全层。常选用大腿外侧皮瓣、背阔肌皮瓣进行局部转位或游离重建。短缩的肌腱可利用人工韧带、自体肌腱移植进行延长修补。在长期临床应用中，由于人工韧带长期受磨损刺激，断裂、感染的报道并不罕见。

第三节　肱骨骨肉瘤保肢术

肱骨是骨肉瘤的好发部位之一，近端与肩胛骨构成肩关节，远端与尺骨、桡骨构成肘关节。尤其肱骨近端，有上肢血管神经束在附近走行，远端紧邻桡神经，保肢性切除具有一定的挑战性。即便如此，在早期发现的患者中，保肢率可达 90% 以上。文献报道，肱骨骨肉瘤患者远期生存较股骨、胫骨骨肉瘤偏低。统计笔者所在医院收治的骨肉瘤患者中，肱骨近端发生率明显低于膝关节周围，但 5 年生存率没有明显的统计学差异。假体作为肱骨骨肉瘤切除后最主要的重建方式，无论是关节内还是关节外切除，都能在早期获得关节的稳定和上肢的活动。

一、上臂解剖

盂肱关节是多轴球窝关节，关节窝和盂唇内容纳 1/4 ～ 1/3 关节头，运动幅度较大。关节的稳定主要靠周围肌肉、韧带支撑（图 7-1）。肱骨近端骨肉瘤可通过直接侵蚀、肱二头肌长头腱、病理性骨折后血肿污染等累及关节和关节囊。上述情况发生时需要进行关节外的切除以降低局部复发风险。

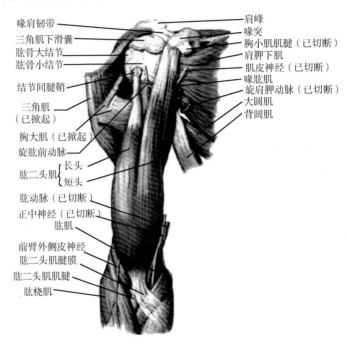

图 7-1　上臂解剖

摘自：Thompson JC. 2007. 奈特简明骨科学彩色图谱. 邱贵兴，高鹏译. 北京：人民卫生出版社

肩袖是肩关节周围肌腱的总称，包括冈上肌、冈下肌、小圆肌、大圆肌、肩胛下肌。肱骨近端骨肉瘤在肌腱止点 2cm 处切断，重建时应尽量缝合肩袖使肩关节稳定。

肱二头肌长头腱起自盂上结节，穿肱骨结节间沟止于桡骨粗隆，受肌皮神经支配。作用：参与肘关节的屈曲、前臂旋后。长头腱的保留对于前臂功能影响较大，术前应根据 MRI 各层面扫描判断长头腱是否受到肿瘤侵蚀。

三角肌位于肩部，起自锁骨、肩峰、肩胛冈，止于肱骨三角肌粗隆，受腋神经支配。作用：参与肩关节外展。前束参与肩关节屈曲和旋内，后束参与肩关节后伸和旋外。三角肌的保留保证了肱骨近端假体软组织的完整覆盖，避免假体外露发生感染。

肱肌覆盖肱骨中下段，起自肱骨前方，止于尺骨粗隆，受肌皮神经支配。作用：参与肘关节屈曲。肱骨中下段骨肉瘤手术时常以此作为屏障，在肱肌外进行切除。

桡神经经腋窝伴肱深动脉向下走行。沿桡神经沟绕肱骨后方，旋向外下。作用：参与上肢伸腕、伸拇、伸指功能。尤其是肱骨中下段骨肉瘤，桡神经受肿瘤累及与否是保肢术成败的关键。

尺神经沿肱动脉内侧下行至上臂中段，经内侧肌间隔至上臂后内侧，绕尺神经沟穿尺侧腕屈肌至前臂前内侧。作用：参与部分屈腕、屈指、指内收等功能。但尺神经受累不是保肢术的禁忌，即使丧失部分手部功能，也应满足局部扩大切除原则。

二、肱骨近端保肢术

肱骨近端是骨肉瘤第三好发部位。部分该区域的骨肉瘤累及骨外，需要同时切除部分肩胛骨、锁骨等结构。术前 MRI 需确定臂丛神经、肱动脉、肱静脉与肿瘤的位置关系，肿瘤是否侵及胸壁，评估软组织内切除的范围及截骨长度，肱骨侧假体的大小、规格，关节盂剩余骨量、强度，切除后肩袖周围软组织覆盖假体的能力。

1. 保肢手术指征

（1）新辅助化疗按计划完成，患者一般情况良好。

（2）X 线片显示肱骨近端肿瘤钙化、骨化良好，骨膜连续，肿瘤边缘光滑。

（3）MRI-T_1 像显示肱骨边缘形成清晰脂肪包裹，T_2 像显示周围水肿明显减轻或消失。

（4）影像学显示肱动、静脉，桡神经未见明显受累。

2. 手术步骤

（1）患者麻醉后取半坐卧位，肩部垫高，使肩关节前方具有一定张力。无菌单包裹前臂。

（2）切口起自喙突下，沿三角肌、胸大肌间隙弧形走向肱骨前外侧。

（3）三角肌、胸大肌间沟内显露头静脉。在距胸大肌肱骨止点 2cm 处切断，向内牵开头静脉、胸大肌。向外牵开三角肌，可见喙突及附着的肱二头肌短头、喙肱肌。

（4）肱二头肌长头位于肱骨头前方，深面有旋肱前动脉穿过。骨肉瘤未累及时，游离并保护长头腱。反之，应在反应区外 2cm 离断。

（5）牵开喙肱肌和肱二头肌短头，外旋上臂，可充分显露肩胛下肌及其浅层的上肢血管神经束。后方可见腋神经、旋肱后动脉伴行穿过。显露困难时可做喙突截骨。

（6）肱骨近端距肌肉止点处 2cm 切断，并用缝线标记，包括冈上肌、冈下肌、小圆肌、大圆肌、肩胛下肌、胸大肌、背阔肌。游离背阔肌下缘并保护桡神经，结扎与之伴行的肱深动脉。

（7）术前 MRI 显示骨肉瘤突破骨皮质、骨膜，在软组织内形成包块时，在表面附着的肌肉外扩大 3cm 切除。

（8）关节盂侧切开关节囊，尽可能外旋使肩关节向前脱位。

（9）肱三头肌外侧头起自肱骨近端后方。向前牵开肱骨，在肱三头肌正常肌肉组织内向远端切开。

（10）按照术前 MRI 测量的截骨长度比对肱骨近端显露程度，做好截骨部位的标记。

（11）切断肱骨截骨周围软组织，向近端、远端剥离骨膜，截骨。

（12）取出瘤段，标尺再次确认。与术前 MRI 测量长度存在出入时应取切缘组织送冰冻病理，以排除切缘不足的可能。

（13）选用相应器械对肱骨远端由小到大进行扩髓，直至骨皮质内表面。

（14）依据最终髓腔锉插入的大小选择对应的假体，使假体半径与宿主骨最大限度地匹配。

（15）核对假体长度与术前计划是否存在偏差。一般假体长度比瘤段短 2 ～ 4cm。

（16）清洗术野及髓腔，脉冲灌洗和髓内刷有利于髓腔内血块和骨块的清除。

（17）处理关节盂侧，使之与肱骨头假体相匹配。

（18）安装假体试模，复位肩关节。检查置入物位置、上肢长度、假体稳定性、肩关节活动度。及时纠正肢体的不等长和假体不稳等问题。残留肱骨长度不足以维持假体稳定时，将假体套入异体骨内。

（19）保持髓腔和关节面的清洁和干燥，利用骨水泥固定最后的假体。采用钢板螺钉内固定、钢丝环绕的方式固定异体骨与宿主骨。

（20）采用双重悬吊技术（动态、静态）稳定肩关节。肩胛骨与锁骨之间通过钻孔钢丝或涤纶线固定；肱二头肌固定于锁骨端，斜方肌、冈上肌、冈下肌、小圆肌与胸大肌相连，背阔肌、大圆肌与胸大肌下缘连接。

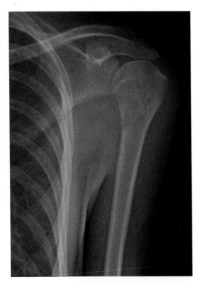

图 7-2　左肱骨上段正位 X 线片

（21）肱二头肌长头未保留时，将其断端与肱二头肌短头缝合。肱三头肌与肱二头肌外缘相连，完成假体的肌肉覆盖。

（22）放置负压引流管，分层缝合筋膜层、皮下组织、皮肤。包扎伤口，外展支架固定患肢。

3. 病例讨论　患者，男性，17 岁，入院前 1 个月无明显诱因出现左肩部疼痛，夜间痛明显。于当地医院行局部 X 线、CT、MRI 检查，示"左肱骨近端骨病变"（图 7-2 ～图 7-4）。后至笔者所在医院就诊。查体：左肩关节稍肿胀，皮肤表面色泽正常，无静脉曲张。皮温不高，皮下可触及质硬肿物，边界不清。压痛阳性。肩关节活动无明显受限。行全身 PET-CT 检查和肱骨近端穿刺活检术，确诊为骨肉瘤，Ennecking 分期为 Ⅱ B 期。

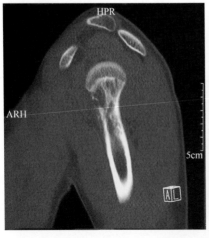
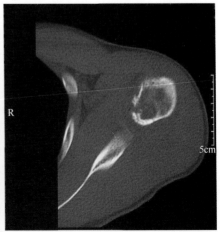

图 7-3　肱骨 CT

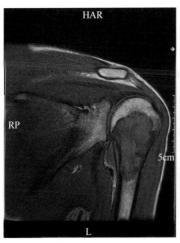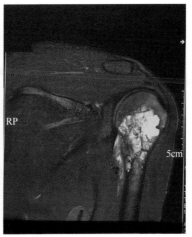

图 7-4 MRI-T$_1$/T$_2$ 冠状位

患者身高 186cm，体重 65kg，体表面积 1.83m^2。化疗方案：异环磷酰胺 4g×3 天 +3g×2 天，甲氨蝶呤 11g×1 天，多柔比星 60mg×1 天。新辅助化疗 3 次，疼痛减轻，复查 MRI 显示肿块缩小，周围水肿消失，肿瘤周围形成脂肪边界，上肢神经血管束未受累。拟行左肱骨近端骨肉瘤扩大切除、人工假体置换术（图 7-5 ～图 7-18）。

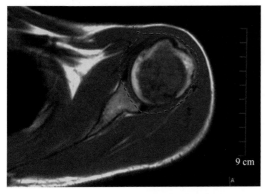

图 7-5 拟定手术入路及切除范围

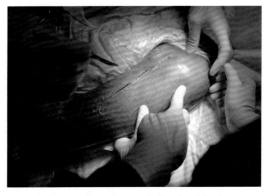

图 7-6 经三角肌、胸大肌间隙入路

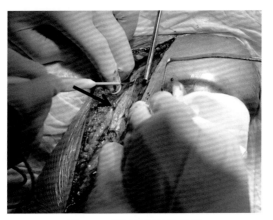

图 7-7 显露并保护头静脉

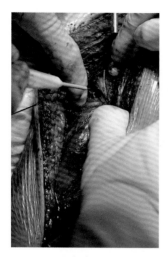

图 7-8　距止点 2cm 处切断
胸大肌

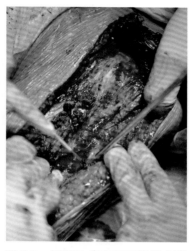

图 7-9　保留肿瘤表面正常肌肉覆
盖，向外牵开三角肌

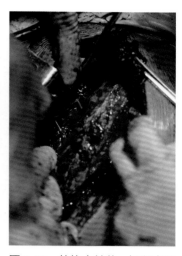

图 7-10　外旋肩关节，切断肩胛
下肌。显露并结扎旋肱后动脉

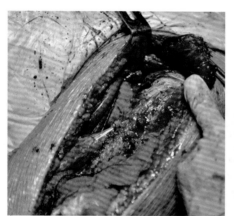

图 7-11　关节盂侧切开关节囊

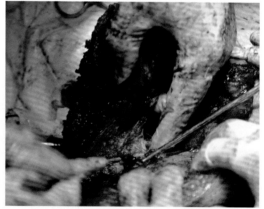

图 7-12　提起肱骨近端，安全边界外切断肌肉附着

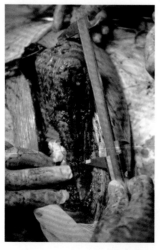

图 7-13　测量截骨长度

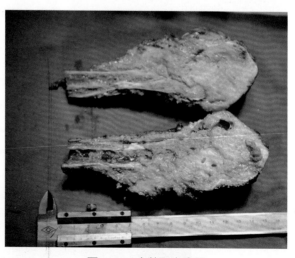

图 7-14　完整取出瘤段

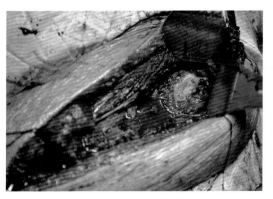

图 7-15　显露关节盂，去除关节软骨

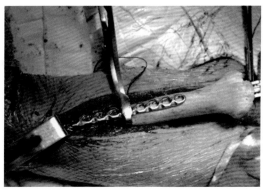

图 7-16　置入异体骨 - 假体复合物，钢板固定

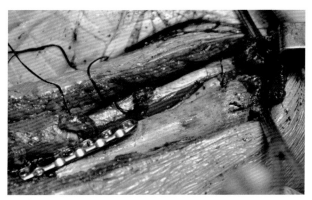

图 7-17　复位肩关节，重建肩关节囊

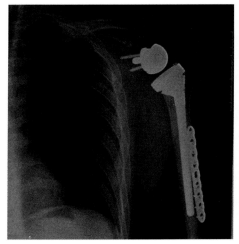

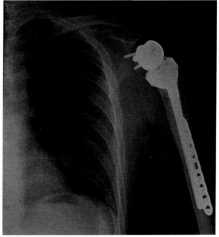

图 7-18　术后 X 线片

三、肱骨远端保肢术

肱骨远端位于三角肌粗隆以下，包括肱骨髁。此部位骨肉瘤发病率较低。但肱骨内外

侧髁分别是屈肌总腱、伸肌总腱的起点，经肘窝的神经血管距离肱骨较近，骨肉瘤常紧贴肱骨远端周围，侵犯神经血管组织。肱动脉、正中神经、尺神经等均位于肱二头肌和肱三头肌之间的纤维鞘内，沿上臂内侧走行，紧贴肱肌内侧。桡神经位于桡神经沟内，沿上臂后外侧走行，伴行肱深动脉。术中需保留重要结构并加以保护，再行瘤灶切除。

1. 保肢手术指征

（1）新辅助化疗按计划完成，患者一般情况良好。

（2）X 线片显示肱骨远端肿瘤钙化骨化良好，肿瘤边界光滑清晰。

（3）MRI-T_1 像显示肱骨边缘形成清晰的脂肪包裹，T_2 像显示周围水肿明显减轻或消失，肿瘤内明显坏死。

（4）影像学显示肱动、静脉，桡神经未见明显受累。

2. 手术步骤

（1）患者麻醉后取仰卧位，患肢置于胸前；或半俯卧位，放置上肢支架。无菌单包裹前臂。

（2）切口起自肱骨中下段后侧肿瘤上方 5cm 处，向下至尺骨鹰嘴远端 5cm 处。也可选择肘外侧入路，先显露并保护桡神经。

（3）术前 MRI 显示尺神经未受累时，显露并保护尺神经。

（4）可沿肱骨远端肱三头肌肌腱纵行劈开，暴露深层结构，但此入路对肘关节显露欠佳；或做肱三头肌远端舌形瓣入路，术野显露清晰，但存在术后舌形瓣愈合问题。

（5）根据术前 MRI 显示肿瘤的范围，在正常的肱三头肌内向近端切开。于肱骨外上髁近端 10cm 处，探查桡神经并加以保护。

（6）于上臂内侧肱二头肌与肱三头肌间隙内探查并保护上肢神经血管束，包括肱动脉、肱静脉、正中神经。

（7）尺骨、桡骨侧环形切开肘关节韧带及关节囊，肱骨内外侧髁未受累时，于屈肌总腱、伸肌总腱处进行截骨，用于术后重建。如果已有肿瘤侵犯，则距肿瘤缘 2cm 处给予切断。

（8）向后牵开肱骨，根据骨肉瘤在软组织内侵及范围的不同，选择肱肌内或肱肌外完整切除。

（9）根据术前测量的长度显露肱骨干进行截骨，注意保护周围血管神经。

（10）取出瘤段，再次确认截骨长度。取切缘组织送冰冻病理，以排除切缘污染的可能。

（11）髓腔锉分别对肱骨端、尺骨端进行扩髓。截除部分尺骨鹰嘴，减少鹰嘴对肘关节活动的影响。

（12）置入肱骨、尺骨试模，试模位于髓腔中央。复位试模，检查肘关节活动度。牵拉肘关节，测试软组织张力和关节稳定性。

（13）脉冲冲洗术野及髓腔，清除骨屑和血凝块，使髓腔内保持光滑、干燥。

（14）髓腔内置入水泥塞，利用第三代骨水泥技术将骨水泥注入髓腔，置入肱骨、尺骨假体，注意旋转角度。

（15）复位肘关节，维持上肢伸直位，保持一定压力，使假体、骨水泥、骨面紧密黏合，至骨水泥凝固。

（16）再次检查关节活动度和假体稳定性。

（17）涤纶线或钢丝固定屈肌腱和伸肌腱，如果肌腱长度不足，可不做重建。鹰嘴截骨的患者利用螺钉等将尺骨鹰嘴重新固定于骨质表面。

（18）放置负压引流管，分层缝合筋膜层、皮下组织、皮肤。包扎伤口，保持肘关节屈曲 90°。

（19）肘关节易发生僵直，术后应早期适当活动肘关节。

3. 病例讨论　患者，男性，53 岁，自觉左肘部疼痛 3 个月，伴活动受限 1 个月。就诊于笔者所在医院，行局部 X 线、MRI 检查，示"右肱骨远端病变"（图 7-19～图 7-21）。

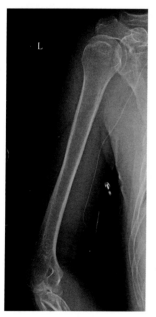

图 7-19　侧位 X 线片

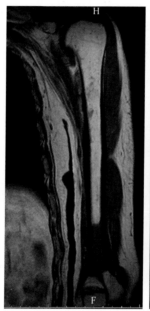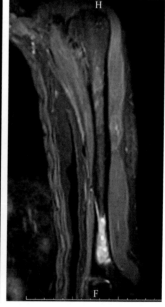

图 7-20　MRI-T_1/T_2 冠状位

查体：左肘关节无皮肤发红、静脉曲张。压痛明显。肘关节屈伸活动稍受限，腕、指关节活动良好，桡动脉搏动正常。行肺 CT 检查和肱骨远端穿刺活检术，确诊为骨肉瘤，肺部未见转移病灶。

患者身高 178cm，体重 55kg，体表面积 1.64m^2。化疗方案：异环磷酰胺 3g×5 天，多柔比星 50mg×1 天，顺铂 130mg×1 天。新辅助化疗 3 次，复查 MRI 显示肿瘤局限，周围水肿消失，肱动脉、桡神经未受累。拟行左肱骨远端骨肉瘤扩大切除、人工假体置换术（图 7-22～图 7-33）。

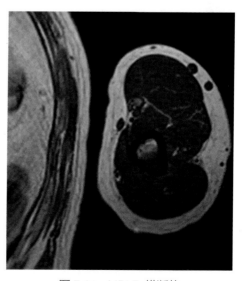

图 7-21　MRI-T_1 横断位

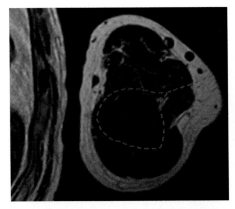

图 7-22　拟行手术入路及切除范围

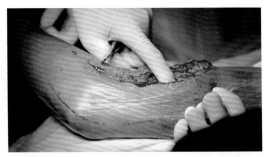

图 7-23　肘外侧入路，经肱二头肌、肱桡肌切开，梭形切除上臂外侧穿刺通道

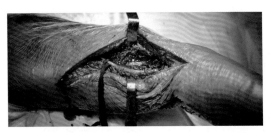

图 7-24　分离并保护桡神经

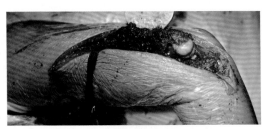

图 7-25　显露肱骨远端瘤段

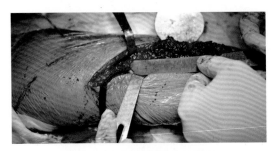

图 7-26　测量截骨长度并截骨

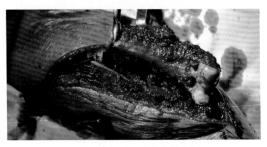

图 7-27　扩大切除肿瘤，瘤段表面附着正常软组织

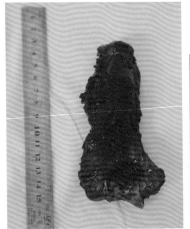

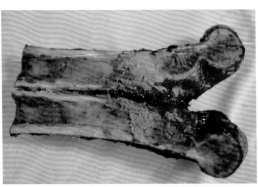

图 7-28　完整取出瘤段

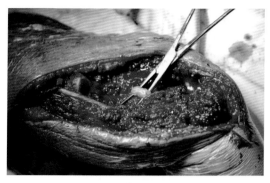

图 7-29 显露并保护尺神经

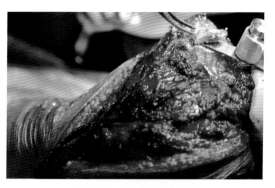

图 7-30 处理尺骨鹰嘴

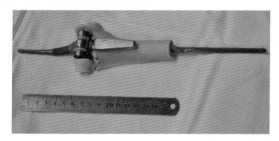

图 7-31 异体骨 - 假体复合物

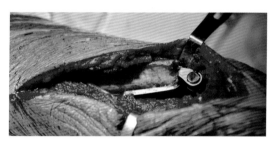

图 7-32 置入异体骨 - 假体复合物

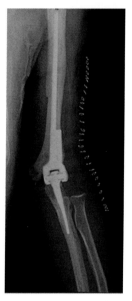

图 7-33 术后 X 线片

四、全肱骨置换术

全肱骨置换适应证较局限，适用于骨肉瘤沿肱骨干侵及范围广泛而软组织内化疗控制良好者。全肱骨置换术野大，切除的组织多，术后功能差于单关节置换（肱骨近端或肱骨远端假体置换）的患者。全肱骨置换常联合应用异体骨，可增加假体稳定性，提供软组织附着点。

1. 保肢手术指征

（1）新辅助化疗按计划完成，患者一般情况良好。

（2）X 线片显示肱骨病变广泛，骨膜连续性良好，肿瘤边缘光滑。

（3）MRI-T_1 像显示肱骨周围软组织包块局限，脂肪完整；T_2 像显示周围水肿明显减轻或消失。

（4）影像学提示肱动、静脉，桡神经未受累，可保留足够的软组织覆盖。

2. 手术步骤

（1）患者麻醉后取仰卧位，患肢置于胸前。

（2）切口起自胸大肌三角肌间沟，经肱二头肌外侧缘，远端向内或向外延至肱骨内上髁或外上髁。

（3）三角肌、胸大肌间沟内显露头静脉，与胸大肌一同向内侧牵开。

（4）距肱骨三角肌粗隆 2cm 处切断三角肌，向肱骨近端牵开，显露腋神经。

（5）遵循肱骨近端保肢术手术步骤，切断胸大肌、背阔肌、冈上肌、冈下肌、小圆肌、大圆肌、肩胛下肌。

（6）依据肿瘤累及范围选择是否保留肱二头肌长头腱。

（7）于肱肌和肱桡肌之间显露并保护桡神经。

（8）向内侧牵开肱二头肌，于上臂内侧肱二头肌、肱三头肌间隙探查神经血管束，加以标记并保护。

（9）遵循肱骨远端手术方法处理屈肌总腱、伸肌总腱。环形切开肘关节韧带及关节囊，于尺神经沟内显露并保护尺神经。

（10）根据术前 MRI 显示的肿瘤范围，切除部分肱二头肌、肱三头肌、肱肌或喙肱肌。环形切开肩关节囊。取出附着正常肌肉软组织的全肱骨。

（11）截除部分尺骨鹰嘴，沿鹰嘴骨皮质内表面扩髓。处理肩胛骨关节盂，去除关节表面软骨。

（12）置入假体试模，检查上肢长度和关节活动度。

（13）充分清洗术野及尺骨髓腔、肩关节盂，清理骨屑和出血。

（14）尺骨髓腔内注入骨水泥，置入尺骨假体。

（15）选择生物型或骨水泥型假体重建肩关节，置入全肱骨假体，复位肩关节、肘关节。

（16）将肩袖周围肌肉、三角肌、胸大肌缝合于假体对应的部位；套有异体骨的全肱骨假体，可在异体骨皮质上钻孔，固定肌肉断端。

（17）肱骨远端内、外侧用涤纶线或钢丝分别固定屈肌总腱和伸肌总腱。张力过大，影响肘关节活动时可不做缝合。三角肌、剩余肱二头肌、肱三头肌等覆盖全肱骨假体。

（18）放置负压引流管，分层缝合筋膜层、皮下组织、皮肤。加压包扎，保持肩关节外展、肘关节屈曲。

3. 病例讨论　患者，女性，8 岁，入院前 2 个月出现左肩部肿痛，活动受限。于当地医院行局部 X 线、MRI 检查，示"左肱骨广泛骨病变"（图 7-34 ～图 7-36）。后至笔者所在医院就诊。查体：左肩关节肿胀，皮肤表面静脉曲张。皮温稍高，可触及质硬肿块，压痛明显。左肩关节屈伸、外展活动受限，肘关节、腕关节、指关节活动良好，桡动脉搏动正常。行全身 PET-CT 检查和肱骨中上段穿刺活检术，确诊为骨肉瘤，Ennecking 分期为 ⅡB 期。

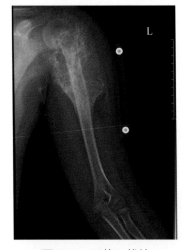

图 7-34　正位 X 线片

患者身高 147cm，体重 39kg，体表面积 1.24m²。化疗方案：异环磷酰胺 3g×2 天 +2g×3 天，甲氨蝶呤 8g×1 天，多柔比星 40mg×1 天。新辅助化疗 4 次，疼痛症状缓解，复查 MRI 显示肿块缩小，周围水肿消失，上肢神经血管束未受累，具备手术指征。拟行全肱骨置换术（图 7-37 ～图 7-46）。

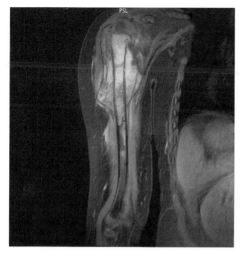

图 7-35 MRI-T$_2$冠状位

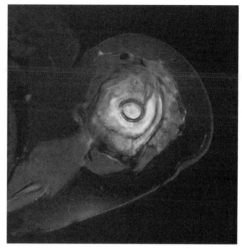

图 7-36 MRI-T$_2$横断位

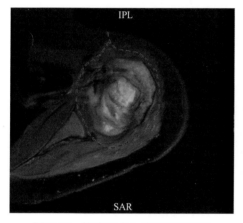

图 7-37 拟定手术入路及切除范围

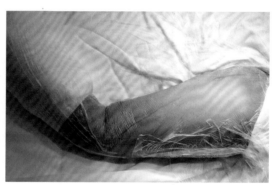

图 7-38 手术入路及穿刺部位切除

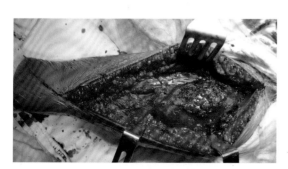

图 7-39 骨肉瘤在软组织内包块较大，切除部分肱二头肌、喙肱肌。牵开剩余肱二头肌、胸大肌、喙肱肌

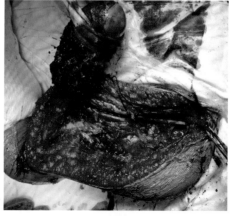

图 7-40 切断肩袖周围肌肉、肩关节囊，肱骨向前脱位。保留上臂内侧神经血管束

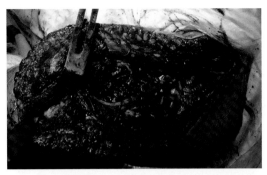

图 7-41　瘤段取出，显露尺骨鹰嘴，保留桡神经

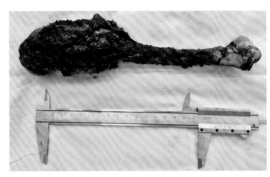

图 7-42　完整切除的肿瘤标本

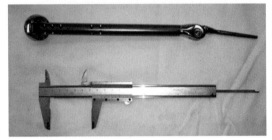

图 7-43　重建全肱骨的假体

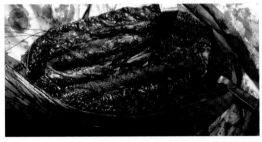

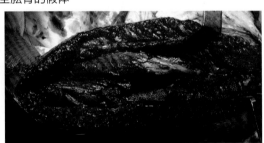

图 7-44　人工补片缝合于假体上，提供软组织附着点，重建肩关节周围肌肉组织

图 7-45　肱二头肌、三角肌覆盖假体

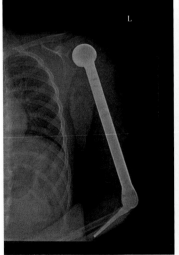

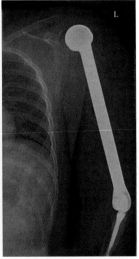

图 7-46　术后 X 线片

第四节 尺桡骨骨肉瘤保肢术

前臂骨肉瘤发病率相对较低，以桡骨远端居多。前臂共有 20 块肌肉组织穿行，且紧邻尺骨、桡骨，支配腕部、手指功能。为保证骨肉瘤切除的完整性，需切断的肌肉组织较多，影响术后上肢末端的功能。同时前臂行保肢术时应充分考虑软组织覆盖问题，前臂走行有尺动脉、桡动脉，动脉之间存在穿支，近关节处形成动脉网。骨肉瘤侵犯其中一支动脉时不作为保肢术的禁忌证。桡骨近端、尺骨远端对关节影响较小，局限于该部位的骨肉瘤切除后可不做重建。

一、前臂解剖

尺骨鹰嘴是尺骨近端后方的骨性突起，前下方为滑车切迹，与肱骨滑车构成肘关节。肱三头肌肌腱止于鹰嘴。尺骨近端骨肉瘤未累及鹰嘴时，可做鹰嘴截骨，利于肿瘤切除后重建。

前臂屈肌肌群主要分三层（图 7-47），浅层为肱桡肌、旋前圆肌、桡侧腕屈肌、掌长肌、尺侧腕屈肌；深层为拇长屈肌及指深屈肌；浅层与深层之间为指浅屈肌。尺骨侧骨肉瘤常在指深屈肌外切除，桡骨侧骨肉瘤难以保留拇长屈肌。

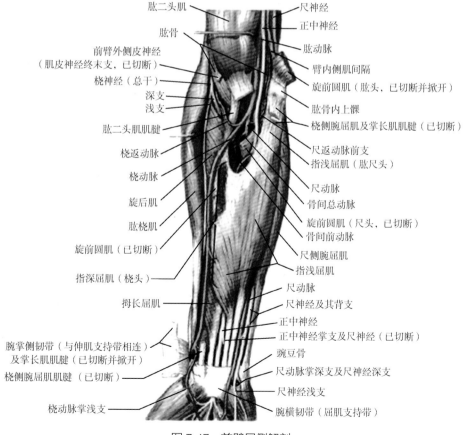

图 7-47 前臂屈侧解剖

摘自：Thompson JC. 2007. 奈特简明骨科学彩色图谱. 邱贵兴，高鹏译. 北京：人民卫生出版社

前臂伸肌群分为浅、深两层（图 7-48）。浅层肌群包括桡侧腕长伸肌、桡侧腕短伸肌、指伸肌、小指伸肌、尺侧腕伸肌及肘肌；深层肌群包括旋后肌、拇长展肌、拇短伸肌、拇长伸肌及示指伸肌。不同部位骨肉瘤的切缘在对应深层肌肉之外时，根据骨肉瘤软组织内不同侵犯程度，保留全部或部分浅层肌群。

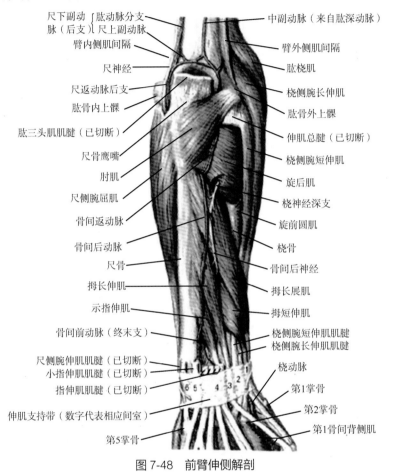

图 7-48　前臂伸侧解剖

摘自：Thompson JC. 2007. 奈特简明骨科学彩色图谱. 邱贵兴, 高鹏译. 北京：人民卫生出版社

桡动脉穿行于肱桡肌与桡侧腕屈肌之间，尺动脉穿行于指浅屈肌与尺侧腕屈肌之间。近端两支动脉发出分支形成肘关节网，远端动脉末端相互吻合形成掌浅弓、掌深弓，各自有同名静脉与其伴行。前臂动脉与尺桡骨之间有深部肌肉间隔，化疗敏感的骨肉瘤局限于肌肉间室内时，可保留动脉支。

二、尺骨保肢术

尺骨近端是肘关节的重要组成部分，是肱肌、肱三头肌、肘肌的止点。指浅屈肌、旋前圆肌、指深屈肌、尺侧腕屈肌、旋后肌起自尺骨近端。术前 MRI 对受累肌群的确认十分重要。尺骨紧邻皮下，近端的切除重建需考虑以邻近的肌肉软组织进行后方覆盖、以充足的皮肤组织关闭切口。

尺骨远端掌侧有肌腱和血管走行，深面覆盖有旋前方肌，可作为骨肉瘤的天然屏障。伸侧有尺侧腕伸肌覆盖。远端肿瘤的扩大切除，可利用剩余肌肉覆盖尺骨残端，填充空腔，避免术后形成血肿。

1. 保肢手术指征

（1）新辅助化疗按计划完成，患者一般情况良好。

（2）X 线片显示尺骨骨肉瘤钙化成骨良好，骨膜连续，肿瘤边缘光滑。

（3）MRI-T_1 像显示尺骨周围形成清晰脂肪包裹，T_2 像显示周围水肿明显减轻或消失。

（4）影像学提示桡动脉、尺动脉至少一支未明显受累。

2. 手术步骤

（1）患者麻醉后取仰卧位。患肢外展于侧台上，肘关节屈曲，前臂旋前。

（2）尺骨全长均可在皮下触及，后方入路切口可起自鹰嘴尖端至尺骨鹰嘴。根据骨肉瘤部位和侵犯程度选取对应切口位置和长度。

（3）切开深筋膜，向两侧全层游离皮瓣，避免缺血导致术后皮瓣坏死。

（4）尺骨近端骨肉瘤 MRI 确认鹰嘴未受累，可做鹰嘴截骨，并向近端牵开。MRI 显示有肿瘤侵犯，则距止点 2cm 处切断肱三头肌肌腱，标记肌腱断端。

（5）切断肘关节周围韧带，在骨肉瘤边缘外切除尺侧腕屈肌、肘肌、旋后肌，结扎骨间返动脉。

（6）若骨肉瘤未扩散至上尺桡关节，于关节面切开；上尺桡关节受累者，应根据受累范围截除部分桡骨。

（7）向后牵开尺骨，掌侧在正常指深屈肌内行完整切除，避免损伤指深屈肌浅面的尺动脉、正中神经、尺神经。

（8）切断尺骨截骨周围软组织，向近端、远端剥离骨膜。根据术前 MRI 测量骨肉瘤的范围进行截骨。

（9）利用截骨装置处理肱骨关节面。髓腔锉分别对肱骨、尺骨侧扩髓，去除骨松质，使假体与骨皮质内表面贴合。

（10）置入肘关节试模，检查假体稳定性及活动度。

（11）冲洗术野、髓腔，清理髓腔内骨屑和出血。注入骨水泥，置入装配好的肿瘤假体。

（12）复位肘关节，维持假体髓腔方向上的压力待骨水泥凝固。

（13）钢丝或涤纶线将鹰嘴截骨块固定于尺骨假体上；切断肱三头肌肌腱的患者可选择人工韧带或肌腱移植重建。

（14）尺骨近端肌肉残端重新缝合于假体表面。

（15）尺骨远端多移行为肌腱组织，根据术前 MRI 横断位片仔细辨认肿瘤与肌腱之间的关系，在保证扩大切除的原则下尽可能保留肌腱。

（16）远端骨肉瘤距离皮肤较近的区域可做梭形切除，避免因软组织切缘不足增加术后复发的风险。

（17）根据术前设计的切除范围去除尺骨远端骨肉瘤组织，剩余软组织覆盖于尺骨残端和桡骨尺侧。

（18）放置负压引流管，逐层缝合筋膜层、皮下及皮肤。无菌敷料加压包扎。

3. 病例讨论　患者，女性，25 岁，入院前 1 个月出现右前臂肿痛。于当地医院行局部 X 线、MRI 检查，示 "右尺骨近端病变"（图 7-49，图 7-50）。后至笔者所在医院就诊。查体：右尺骨近端肿胀，皮肤表面无发红、静脉曲张。皮温正常，可触及 5cm×4cm 肿块，压痛明显。右肘关节活动稍受限，桡动脉搏动正常。行全身 PET-CT 检查和穿刺活检术，确诊为骨肉瘤，Ennecking 分期为 ⅡB 期。

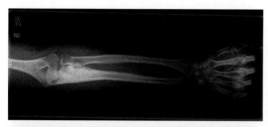
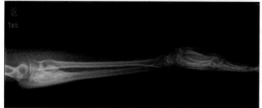

图 7-49　正、侧位 X 线片

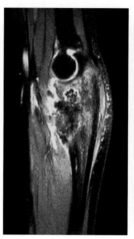
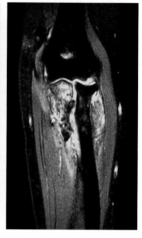

图 7-50　MRI-T_2 矢状位 /T_2 冠状位

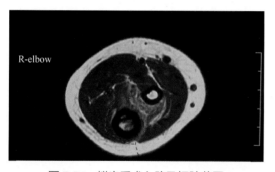

图 7-51　拟定手术入路及切除范围

患者身高 165cm，体重 52.5kg，体表面积 1.57m^2。化疗方案：异环磷酰胺 3g×5 天，甲氨蝶呤 9g×1 天，多柔比星 50mg×1 天。新辅助化疗 3 次，疼痛症状缓解，复查 MRI 显示肿块缩小，周围水肿消失，上肢神经血管束未受累，具备手术指征。拟行右尺骨近端骨肉瘤扩大切除、大段异体骨置入术（图 7-51，图 7-52）。

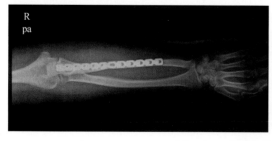
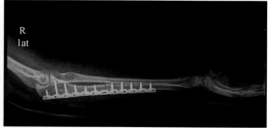

图 7-52　大段异体骨重建术后 X 线片

三、桡骨保肢术

桡骨骨肉瘤以远端常见，桡骨周围限制骨肉瘤生长的组织屏障包括近端的上尺桡关节、旋后肌、拇长屈肌，远端的下尺桡关节、旋前方肌。桡骨近端骨肉瘤保肢术类似于尺骨远端，瘤段完整切除后可将软组织覆盖于尺骨桡侧，防止形成空腔；桡骨远端骨肉瘤切除后重建方式可选择自体腓骨移植、大段异体骨移植等。通过缝合关节囊，术后腕关节固定于功能位，一般可获得不错的活动度。也有报道推荐直接行腕关节融合术，仅保留手指功能。

1. 保肢手术指征

（1）新辅助化疗按计划完成，患者一般情况良好。

（2）X线片显示桡骨肿瘤钙化良好，可见骨壳形成。骨膜连续。

（3）MRI-T$_1$像显示桡骨周围形成清晰的脂肪包裹，T$_2$像显示肿瘤边缘水肿明显减轻或消失。

（4）影像学显示桡侧、尺侧血管至少一组未见明显受累。

2. 手术步骤

（1）患者麻醉后取仰卧位。肘关节屈曲，前臂置于胸前，或患肢外展置于侧台上。

（2）后方入路切口可起自肱骨外上髁后方，于桡侧腕短伸肌与指伸肌之间向远端延伸至腕背横纹。根据骨肉瘤侵犯情况选取合适的切口位置和长度。

（3）切开深筋膜，沿桡侧腕短伸肌和指伸肌间隙入路。向桡侧牵开桡侧腕短伸肌，向尺侧牵开指伸肌。

（4）桡骨近端显露旋后肌，有桡神经深支穿出。

（5）切断桡骨近端韧带，根据骨肉瘤累及范围，包裹部分或全部旋后肌进行切除。

（6）外旋前臂，切开上尺桡关节及骨间膜，注意保护骨间动脉。

（7）依据术前设计的截骨长度进行截骨，完整取出肿瘤标本。

（8）桡骨远端显露拇短伸肌、拇长展肌。深面为桡侧腕长伸肌肌腱、桡侧腕短伸肌肌腱。

（9）牵开各伸肌肌腱，保留瘤体表面脂肪层及其周围的结缔组织。

（10）测量并标记截骨面位置，切断周围软组织，剥离骨膜，截骨。

（11）提起瘤段，保持掌侧软组织具有一定张力。在旋前圆肌外进行广泛切除。

（12）切开腕关节囊、下尺桡关节、骨间膜，保护掌侧血管神经。完整取出骨肉瘤瘤段。

（13）更换无菌手术衣、手套及手术器械。

（14）取瘤段长度相当的近端自体腓骨或大段异体骨，修整桡骨和移植骨残端，使二者相匹配。

（15）带血管蒂的腓骨选取供血丰富的动脉进行血管吻合。

（16）缝合关节囊及周围韧带，掌侧、背侧肌腹、肌腱进行覆盖。

（17）拟行腕关节融合的患者，磨除移植骨和腕骨关节面的软骨，对合骨松质表面。

（18）钢板螺钉固定宿主骨和移植骨。

（19）放置负压引流管，逐层缝合软组织和皮肤。

3. 病例讨论　患者，男性，14岁，入院前2个月出现右腕关节肿痛伴活动障碍。于笔者所在医院行局部X线、MRI检查，示"右桡骨肿瘤性病变"（图7-53，图7-54）。查体：右桡骨远端肿胀，皮温稍高，局部压痛明显。右腕关节活动受限，可触及桡动脉搏动。穿刺活检确诊为骨肉瘤，Enneking分期为ⅡB期。

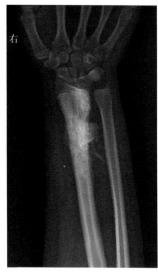
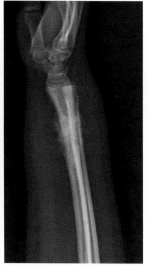
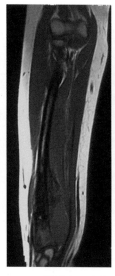
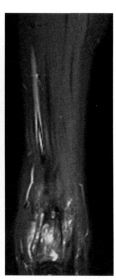

图 7-53　正、侧位 X 线片　　　　　　　　　图 7-54　MRI-T_1/T_2 冠状位像

患者身高 153cm，体重 41kg，体表面积 1.38m^2。化疗方案：异环磷酰胺 2g×5 天，甲氨蝶呤 8g×1 天，多柔比星 40mg×1 天。新辅助化疗 3 次，疼痛缓解，复查 MRI 显示骨肉瘤局限于桡骨周围。具备手术指征。拟行右桡骨远端骨肉瘤扩大切除、大段异体骨置入术（图 7-55 ～图 7-60）。

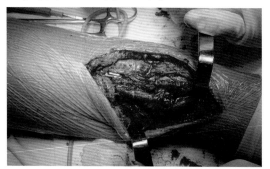
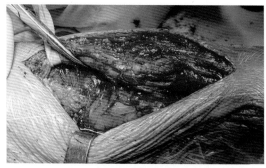

图 7-55　外展患肢，于桡骨伸侧入路　　　　图 7-56　显露拇短伸肌、拇长展肌

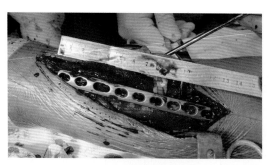
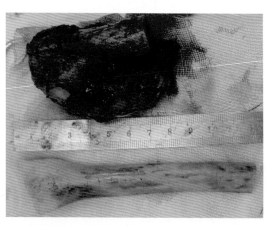

图 7-57　测量截骨长度　　　　　　　　　图 7-58　完整取出瘤段，大段异体骨重建

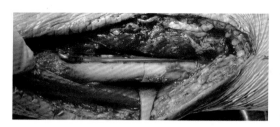

图 7-59　钢板固定宿主骨与异体骨

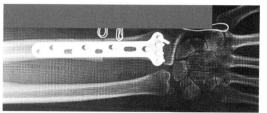

图 7-60　术后 X 线片

第五节　股骨骨肉瘤保肢术

股骨是骨肉瘤最好发的部位，超过 50% 的骨肉瘤发生于股骨，其中股骨近端约占 10%。股骨作为下肢负重结构，以病理性骨折为首发症状而就诊的比例占 5%。回顾笔者所在医院骨肉瘤病例随访资料，无论是股骨近端还是远端，化疗敏感的患者保肢率大于 90%，且术后局部复发率低于 10%。保肢术远期疗效令人满意。因此，仅在局部无法切除、化疗药物耐受、因不规范穿刺或骨折导致肿瘤污染的患者才选择离断术。股骨重建的方法包括肿瘤假体重建、大段异体骨重建、假体 - 异体骨复合物重建等。肿瘤大小决定术中软组织切除的范围，对术后功能产生的影响不同。

随着骨肉瘤患者生存期的延长，重建后并发症如感染、假体断裂、松动、骨不连等报道逐渐增多，其中以无菌性松动和感染最常见。处理策略详见第十章。

一、大腿解剖

髋关节由髋臼和股骨头构成，属于球窝关节，包裹髂股韧带、耻股韧带、坐股韧带。髋关节囊向上附着于髋臼，向下附着于股骨颈，前方至转子间线，后方至股骨颈内 2/3。病理性骨折发生于囊内时，肿瘤污染髋关节，关节外的切除才能达到安全边界。

股骨大转子是股骨颈与股骨体连接处外上方的隆起，是臀中肌、梨状肌的附着点（图 7-61）。臀中肌、梨状肌与髋关节外展有关。股骨近端骨肉瘤患者大转子的保留对于维持髋关节的稳定和正常步态有十分重要的作用。同时，股骨大转子可作为股骨近端截骨长度测量的骨性标志。

股四头肌是完成下肢站立、膝关节屈曲的主要肌肉。股四头肌功能的保留对重建效果的影响深远。股中间肌位于股直肌深面，包裹股骨，起自股骨体前方，向下与股直肌、股内侧肌、股外侧肌汇合为髌韧带。股中间肌常作为限制骨肉瘤的屏障，应保留在瘤段上一并切除。

股动脉位于股三角内，走行于股内侧肌和长收肌之间，经收肌腱裂孔穿至腘窝。在腹股沟韧带下方约 5cm 处发出股深动脉。股动脉是下肢的主要动脉，股动脉未受骨肉瘤侵犯而得以保留是保肢术的前提。股深动脉位于长收肌外侧，距离股骨较近，易受肿瘤累及，考虑在邻近股动脉处结扎。

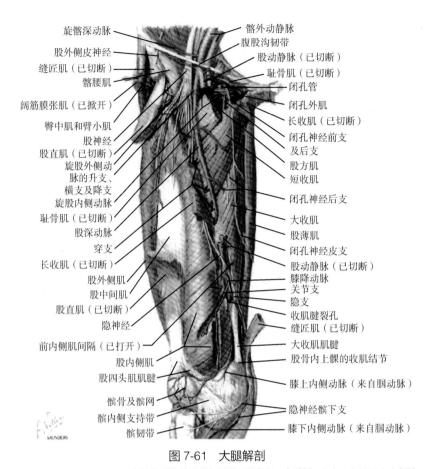

图 7-61　大腿解剖

摘自：Thompson JC. 2007. 奈特简明骨科学彩色图谱. 邱贵兴，高鹏译. 北京：人民卫生出版社

　　股神经来源于腰丛，经腰大肌外缘穿出，于腹股沟韧带中点稍外侧进入股三角区，支配伸膝装置。坐骨神经来源于骶丛，经梨状肌下缘穿出，于坐骨结节、大转子之间进入大腿后方，行于股二头肌长头深面。常在腘窝上方分为胫神经和腓总神经。股神经和坐骨神经的损伤对术后肢体功能影响较大，术中应仔细显露及保护。

二、股骨近端保肢术

　　股骨近端骨肉瘤根据是否累及髋关节囊和股骨大转子选择不同的手术切除和重建方式。一般肿瘤蔓延至小结节以上或发生股骨颈病理性骨折时，易发生髋关节的污染。为满足扩大切除的原则，应选择关节外切除。骨折的患者在化疗期间应维持股骨外展位牵引，促进骨的愈合。而股骨大转子有梨状肌、闭孔内肌、上孖肌、臀中肌、臀小肌附着，保留的大转子可在瘤段切除后重新固定于假体，防止术后髋关节脱位。大段异体骨置入可采用钢板或髓内钉固定，通过异体骨上钻孔重建髋关节周围肌群。

1. 保肢手术指征

（1）新辅助化疗按计划完成，患者一般情况良好。

（2）X线片显示股骨近端肿瘤钙化骨化良好，骨膜连续，肿瘤边缘光滑。

（3）MRI-T_1像显示股骨近端肿瘤边缘形成清晰的脂肪包裹，T_2像显示周围水肿明显减轻或消失。

（4）影像学显示股动、静脉，股神经，坐骨神经未见明显受累。

2. 手术步骤

（1）患者麻醉后取健侧卧位。健侧肩部、股骨大转子、腓骨头、外侧踝关节软垫保护，避免过度压迫。无菌巾包裹患侧小腿及足，便于术中活动。

（2）切口起自髂后上棘前方6～8cm，弧形向下经过股骨大转子，根据肿瘤范围沿股骨轴线延伸至远端。

（3）切开深筋膜，向两侧牵开。沿臀大肌前缘切开臀中肌表面筋膜及远端髂胫束。

（4）向前牵开阔筋膜张肌，切断臀大肌并向后牵开。显露外旋肌群、臀中肌、大转子。

（5）大转子未受累时，可从大转子基底向内上方行转子截骨术，向上牵开。该部位已有肿瘤侵犯时，则距大转子2cm切断臀中肌、臀小肌，涤纶线标记肌肉残端。

（6）显露梨状肌下缘并保护坐骨神经。切断梨状肌、上孖肌、闭孔内肌、下孖肌。显露并切开关节囊、圆韧带。

（7）屈曲髋关节和膝关节，内旋内收髋关节，使其向后脱位。

（8）保留瘤段表面耻骨肌、股中间肌和部分股内侧肌、股外侧肌、短收肌、大收肌，进行切除。

（9）在骨肉瘤安全边界外行小转子截骨或截断髂腰肌。

（10）根据术前MRI测量的长度进行股骨近端截骨，完整取出瘤段。

（11）假体重建或异体骨重建。

1）肿瘤假体重建

A. 髋臼外展40°、前倾10°～15°，去除关节内软骨至软骨下骨。打入髋臼试模。

B. 对股骨远端进行扩髓至骨皮质内表面。依据最终髓腔锉插入的大小选择对应的假体试模，使其半径与宿主骨最大限度匹配。

C. 复位髋关节，判断关节活动度、双下肢是否等长。

D. 取出试模，清洗术野及髓腔，脉冲灌洗和髓内刷利于髓腔内血块和骨块的清除。

E. 髋臼侧可选用生物型或水泥型假体置入。股骨侧置入水泥塞，注入骨水泥并打入肿瘤假体，保持前倾10°～15°。

F. 将大转子骨瓣、小转子骨瓣重新固定于假体上。未保留骨质的患者可利用人工韧带将臀中肌、髂腰肌缝合于假体上。

G. 重建外旋肌群和内收肌群。臀大肌覆盖假体近端。

H. 放置负压引流管，分层缝合阔筋膜、皮下组织、皮肤。加压包扎，保持髋关节外展位。

2）大段异体骨重建

A. 取与瘤段等长的股骨近端深冻异体骨，生理盐水复温。

B. 修整宿主骨和异体骨断面，使骨两端充分对合，尽量保持骨面的接触。

C. 选择合适长度的股骨近端钢板，进行预弯，使其与骨面完全贴合。

D. 双侧皮质螺钉固定。检查异体骨稳定性、关节活动和下肢力线情况。如果异体骨不稳，可在内侧加用钢板辅助固定。

E. 选择髓内钉固定的患者在大转子顶点或梨状窝置入导针。

F. 透视导针位置，扩髓钻沿股骨髓腔方向扩髓，使宿主骨、异体骨髓腔保持一致。

G. 取出导针，置入髓内钉，锁钉固定。再次透视检查髓内钉位置和宿主骨、异体骨对线情况。可在宿主骨与异体骨之间辅助钢板固定，避免旋转。

H. 于异体骨大转子、梨状窝周围钻孔，缝合肌肉断端，增加关节的稳定性。

I. 逐层缝合软组织，充分覆盖异体骨和钢板，避免外露。

J. 放置负压引流，关闭切口。

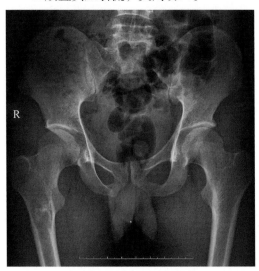

图 7-62　骨盆正位 X 线片

3. 病例讨论　患者，女性，19 岁，入院前 3 个月无明显诱因出现右髋部疼痛。于当地医院行局部 X 线、CT、MRI 检查，示"右股骨近端成骨、溶骨性病变"（图 7-62 ～图 7-64）。后至笔者所在医院就诊。查体：右腿无肿胀，皮肤色泽正常。皮温不高，局部未触及包块，压痛不明显。右髋关节活动正常。肢体远端感觉、活动良好。行肺 CT 检查和股骨近端穿刺活检术，确诊为骨肉瘤，肺部未见转移病变。

患者身高 173cm，体重 100kg，体表面积 2.18m²。化疗方案：异环磷酰胺 4g×5 天，甲氨蝶呤 12g×1 天，多柔比星 60mg×1 天。新辅助化疗 3 次，疼痛减轻，复查 MRI 显示肿瘤局限，周围水肿不明显，股动、静脉，股神经，坐骨神经未受累。具备手术指征。拟行右股骨近端骨肉瘤扩大切除、人工假体置换术（图 7-65 ～图 7-72）。

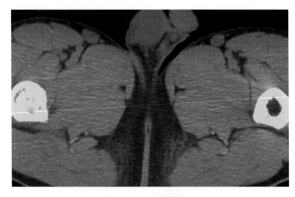

图 7-63　CT 横断位

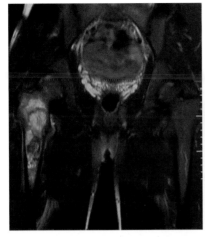
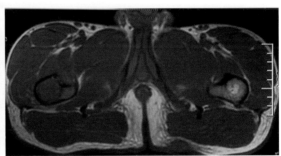

图 7-64　MRI-T$_2$ 冠状位 /T$_1$ 横断位

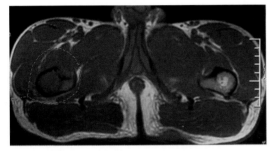

图 7-65　拟定手术入路及切除范围

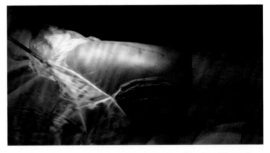

图 7-66　经股骨外侧入路，梭形切除活检通道

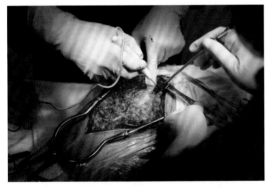

图 7-67　切开阔筋膜张肌，向后牵开臀大肌

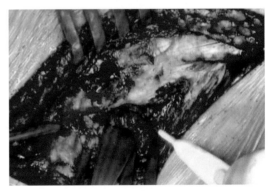

图 7-68　切断股骨后方外旋肌群

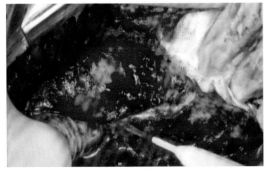

图 7-69　显露股骨大转子，标记截骨面

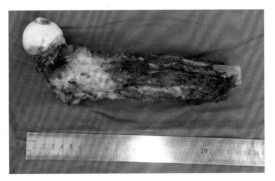

图 7-70　取出瘤段

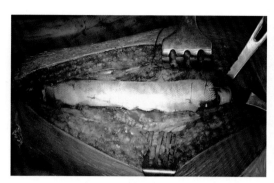

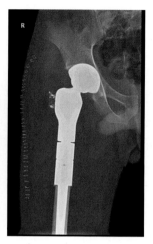

图 7-71　股骨近端假体置入，人工韧带提供软组织附着　　　图 7-72　术后正位 X 线片

三、股骨远端保肢术

由于股骨远端骨肉瘤病例数较多，故该部位保肢治疗技术趋于成熟，股中间肌和关节面是远端骨肉瘤的屏障。早期诊断和正规治疗一般不会污染膝关节。股动脉经内侧收肌腱裂孔穿行于腘窝。股深动脉起始于腹股沟韧带下 3 ～ 5cm 的股动脉后外侧，行于长收肌和大收肌之间。术中对内收肌群及腘窝内股动脉的保护是保肢成功的前提。股骨远端保肢术后功能主要取决于伸膝装置（股四头肌 - 髌韧带）的保留情况。股骨远端无须髌韧带重建，术后早期可进行功能锻炼，避免关节活动度受限。股骨远端通过假体的重建或异体骨重建，术后功能均令人满意。

1. 保肢手术指征

（1）新辅助化疗按计划完成，患者一般情况良好。

（2）X 线片显示股骨远端肿瘤钙化影形成，肿瘤边缘光滑清晰。

（3）MRI-T_1 像显示股骨骨肉瘤周围有完整脂肪包裹，T_2 像显示骨肉瘤周围水肿明显减轻或消失。

（4）影像学显示股动、静脉，腘动、静脉，坐骨神经未明显受累。

2. 手术步骤

（1）患者麻醉后取仰卧位。保持下肢中立位，无菌单包裹小腿中下段及足。

（2）股骨前正中切口入路，根据股骨骨肉瘤的范围，切口向近端延伸，经髌骨中央，远端止于胫骨结节稍内侧。

（3）切开皮肤、皮下脂肪，皮下组织内尽可能保留隐神经。尽量少游离外侧皮瓣，减少其血供的破坏。紧贴伸膝装置分离内侧皮瓣。

（4）内侧髌旁支持带入路牵开髌骨，显露关节。向近端延伸支持带切口，完整显露受累的股骨远端，保留 3 ～ 4mm 股内侧肌肌腱，便于关闭缝合切口。

（5）切口向远端经髌韧带内侧延伸至胫骨结节前内侧。

（6）切断髌骨外侧皱襞，外翻髌骨。近端钝性分离股直肌与股中间肌间隙。髌韧带张力较大时，可适当外旋小腿，避免韧带撕裂。

（7）屈膝，于胫骨侧切断前、后交叉韧带，半月板及关节周围韧带，切除髌下脂肪垫。提起股骨段，显露腘窝结构。

（8）切断腘肌，距股骨内外侧髁 2cm 处切断腓肠肌内外侧头，在腓肠肌内外侧头之间的脂肪间隙内显露并保护腘动、静脉。

（9）分离股内侧肌与股中间肌间隙，如果术前 MRI 显示内侧软组织内有肿瘤包块，应在边界外切除部分股内侧肌。

（10）距大收肌止点 2cm 处切断，注意保护股动、静脉。

（11）分离股外侧肌与股中间肌间隙，股骨后方切除部分股二头肌，避免损伤深面的坐骨神经（胫神经、腓总神经）。

（12）保留瘤段股中间肌的覆盖，向近端显露至足够截骨长度。

（13）经股骨内髁下缘测量标记，切断截骨周围软组织，剥离骨膜，进行股骨截骨。完整取出瘤段。

（14）假体重建或异体骨重建。

1）肿瘤假体重建

A. 于胫骨前交叉韧带止点前方钻孔开髓，选择合适型号的假体，安装对应截骨导向器。

B. 截除胫骨平台软骨，厚度约 1cm，避免截骨过多降低胫骨强度。

C. 股骨侧髓腔锉沿股骨干方向扩髓至股骨狭部近端。

D. 安装股骨和胫骨试模，测试关节活动度及下肢长度。

E. 取出试模，组配对应规格的假体。脉冲冲洗术野、髓腔。

F. 水泥塞置入股骨近端。使用第三代水泥技术注入骨水泥，置入股骨侧假体，经股骨后髁连线判断旋转方向。

G. 置入胫骨侧假体，复位膝关节。再次确认假体方向和关节活动度。

H. 放置负压引流。髌旁残留的股内侧肌肌腱与肌肉、韧带缝合，近端与股直肌缝合。

I. 软组织完全覆盖假体，关闭切口。

2）大段异体骨重建

A. 取与瘤段等长的股骨远端深冻异体骨，生理盐水复温。

B. 修整宿主骨和异体骨断面，最大化骨皮质接触面积，充分对合。可切割出相互拼接的凹槽，增加轴位的稳定性。

C. 选择合适长度的股骨远端钢板，进行预弯，使其与骨面完全贴合。

D. 双侧皮质螺钉固定。检查异体骨稳定性、关节活动和下肢力线情况。

E. 于异体骨内外侧髁钻孔，缝合肌肉断端，增加关节的稳定性。

F. 复位髌骨，屈伸膝关节，检查髌骨轨迹。

G. 逐层缝合软组织，充分覆盖异体骨和钢板，避免外露。

H. 放置负压引流，关闭切口。

3. 病例讨论　患者，男性，17岁，入院前 8 个月无明显诱因出现右膝关节疼痛。于当地门诊行局部 X 线检查，示"右股骨远端骨病变"（图 7-73～图 7-75）。后至笔者所在医院就诊，完善相关检查。查体：右膝部稍肿胀，皮肤表面未见静脉怒张。皮温稍高，右膝关节活动受限，右下肢肌力正常，末端感觉、运动良好。行全身 PET-CT 检查和股骨远端穿刺活检术，确诊为骨肉瘤，Ennecking 分期为 II B 期。

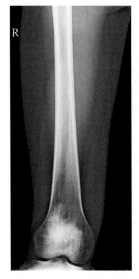

图 7-73 股骨正位 X 线片

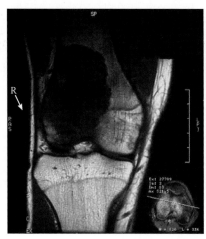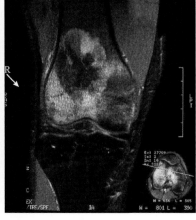

图 7-74 MRI-T$_1$ 冠状位 /T$_2$ 冠状位

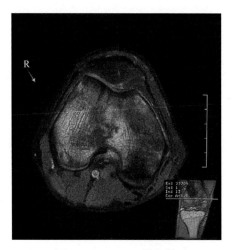

图 7-75 MRI-T$_2$ 横断位

患者身高 172cm，体重 59kg，体表面积 1.65m^2。化疗方案：异环磷酰胺 4g×2 天 + 3g×3 天，甲氨蝶呤 10g×1 天，多柔比星 50mg×1 天。新辅助化疗 3 次，疼痛减轻，复查 MRI 显示肿瘤周围形成完整脂肪层，水肿消失，股动、静脉，股神经，坐骨神经未受累。具备手术指征。拟行右股骨远端骨肉瘤扩大切除、人工假体置换术（图 7-76～图 7-85）。

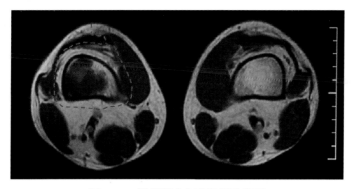

图 7-76　拟行手术入路及切除范围

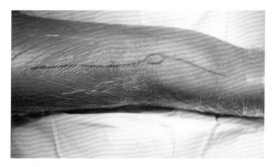

图 7-77　取前正中切口，梭形切除穿刺通道

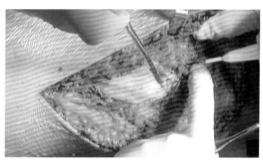

图 7-78　髌旁内侧支持带入路

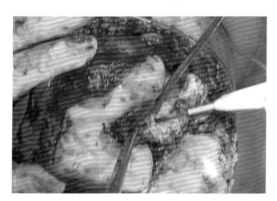

图 7-79　外翻髌骨，胫骨侧切断交叉韧带、半月板

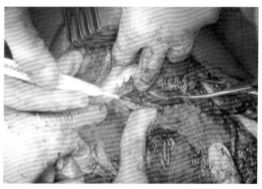

图 7-80　收肌裂口处显露、保护股血管

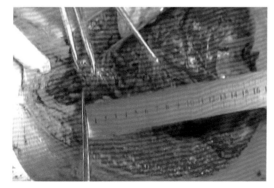

图 7-81　股中间肌外向近端游离，测量截骨长度

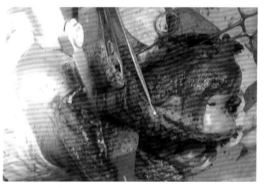

图 7-82　截骨时注意保护后方软组织

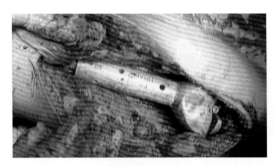

图 7-83　处理胫骨关节面，置入假体试模

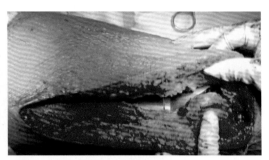

图 7-84　置入匹配的假体，软组织完全覆盖

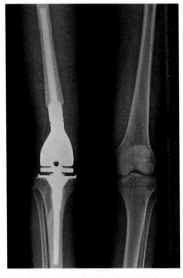

图 7-85　术后正位 X 线片

四、全股骨置换术

全股骨置换是对累及股骨纵轴方向范围较广的骨肉瘤患者的一种重建方式。如股骨远端骨肉瘤累及小转子以上或股骨近端骨肉瘤累及远端干骺端，单纯的股骨近端或远端的切除，宿主骨残端不足以提供稳定的固定。在全股骨置换提出之前，大多数患者保肢的可能性较小，髋关节离断术是最常见的措施。随着骨肉瘤综合治疗水平的提升，为避免截肢给患者带来功能及心理伤害，在肿瘤控制良好的情况下，全股骨置换术成为新的选择，并取得了良好的疗效。

1. 保肢手术指征

（1）新辅助化疗按计划完成，患者一般情况良好。

（2）X 线片显示股骨广泛受累，骨膜连续，肿瘤边缘光滑。未受累股骨组织不足以提供稳定固定。

（3）MRI-T_1 像显示股骨形成清晰的脂肪包裹，T_2 像显示周围水肿明显减轻或消失。软组织受累轻。

（4）影像学显示股动、静脉，坐骨神经未见明显受累。

2. 手术步骤

（1）患者麻醉后取侧卧位。无菌单包裹小腿中下段及足。

（2）切口起自股骨大转子顶点上方，沿股骨干经过股骨外侧髁，至胫骨结节。

（3）切开皮肤、皮下组织、阔筋膜。在筋膜层向内游离皮瓣，减少坏死的可能。

（4）近端显露股骨大转子及臀中肌、臀小肌、梨状肌等。

（5）距离股外侧肌止点 2cm 处切断，并标记，显露大转子基底部。

（6）提起标记的股外侧肌残端，在股中间肌与外侧肌之间分离。同时钝性分离股骨前方股直肌与股中间肌间隙。将股中间肌作为包绕股骨肿瘤的屏障。

（7）股外侧肌主要供血动脉经过股中间肌上方，剥离股外侧肌近端时应游离、保护该血管，将其与股外侧肌一起向内牵开。

（8）向远端分离至股四头肌肌腱，于此处切断股中间肌。肿瘤边界外切除部分股外侧肌。

（9）髌骨上方经髌上囊切开显露膝关节。

（10）紧邻股中间肌表面向内侧分离至股内侧肌，切除部分股内侧肌，向内侧牵开肌皮瓣。

（11）收肌腱裂孔处显露并保护股动、静脉。切断大收肌，结扎周围血管分支。

（12）显露股二头肌长头远端。约股骨外侧髁水平，有腓总神经经其深面穿过，游离并保护腓总神经。

（13）距股骨外侧髁 2cm 处切断腓肠肌外侧头，避免损伤腓总神经。腓肠肌外侧头内侧脂肪层内暴露并保护腘动、静脉和胫神经。

（14）胫骨侧切断膝关节内前后交叉韧带。

（15）距股骨 2cm 切断腘肌，沿胫骨边缘切开膝关节囊。内侧髁 2cm 处切断腓肠肌内侧头。完全游离股骨下端。

（16）根据术前 MRI 显示肿瘤侵犯范围，向近端切除股骨周围的长收肌、股二头肌。

（17）股骨近端保留 2cm，切断臀大肌并向后方牵开。

（18）切断髋关节外旋肌群，在骨肉瘤边界外进行大转子、小转子截骨。

（19）切开髋关节囊，断开圆韧带。完整取出全股骨。

（20）处理髋臼和胫骨关节面，选择与瘤段长度相当的全股骨假体置入。

（21）测试大腿软组织张力。张力过大，易出现神经牵拉症状、髌骨脱位等；张力过小，则影响稳定性，出现股四头肌松弛等。

（22）将耻骨肌、外旋肌群、小转子重新固定于假体上。

（23）钢丝固定大转子，修复髋关节外展肌。

（24）放置负压引流，内收肌群、股四头肌、后方肌群完全覆盖假体。逐层缝合切口。

3. 病例讨论 患者，男性，25 岁，入院前 1 个月出现左大腿疼痛，逐渐加重且伴活动受限。于当地医院行 CT、MRI 检查，示"左股骨中下段成骨性病变"（图 7-86，图 7-87）。后至笔者所在医院就诊。查体：左大腿稍肿胀，皮肤未见明显静脉怒张、色素沉着。皮温正常，触痛阳性。左髋关节活动正常，膝关节主动活动受限。肢体远端活动、感觉未见异常，可触及足背动脉搏动。行全身 PET-CT 检查和局部穿刺活检术，确诊为骨肉瘤 Ⅱ B 期。

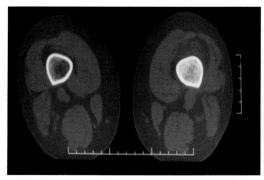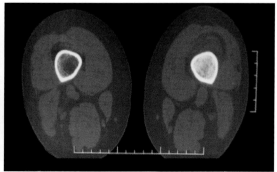

图 7-86 CT 横断位

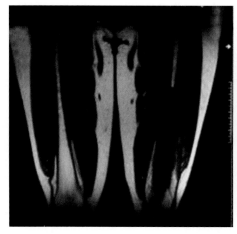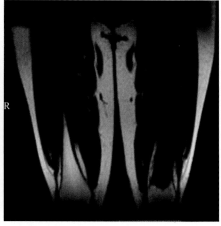

图 7-87　MRI-T$_1$冠状位

　　患者身高 178cm，体重 55kg，体表面积 1.64m^2。化疗方案：异环磷酰胺 4g×3 天 + 3g×2 天，甲氨蝶呤 11g×1 天，多柔比星 60mg×1 天。新辅助化疗 4 次，疼痛减轻，复查 MRI 显示股骨内病变范围较广，股动、静脉，股神经，坐骨神经未受累。具备手术指征。拟行左侧股骨骨肉瘤扩大切除、全股骨人工假体置换术（图 7-88 ～图 7-93）。

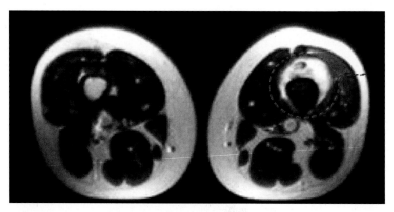

图 7-88　拟行手术入路及切除范围

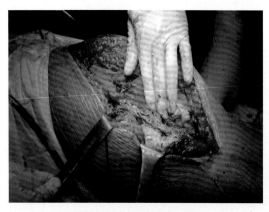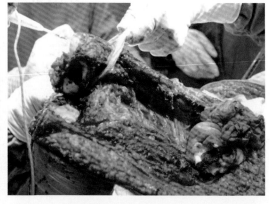

图 7-89　外侧手术入路　　　　　　图 7-90　切除股骨周围附着肌肉组织，离断膝关节

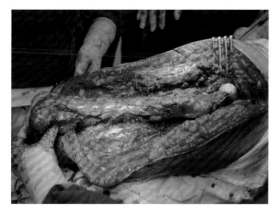

图 7-91 全股骨瘤段完整切除

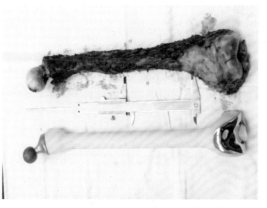

图 7-92 肿瘤标本及重建全股骨假体

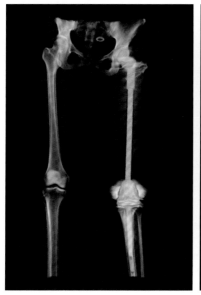

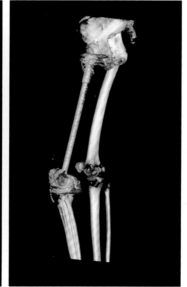

图 7-93 全股骨置换术后

第六节 胫腓骨骨肉瘤保肢术

胫腓骨不同于股骨，其周围缺乏充足的软组织覆盖，尤其是胫骨内侧，保肢重建后易发生软组织并发症。因此，胫腓骨骨肉瘤的保肢不仅需要考虑血管神经的受累情况，软组织覆盖也是重要的影响因素。伸膝装置止于胫骨结节，胫骨近端骨肉瘤是否能保留胫骨结节对术后膝关节屈伸功能影响较大。长期临床研究显示，伸膝装置固定不良，导致术后伸膝迟滞、韧带断裂等发生率较高。

腓总神经紧贴腓骨颈绕行，腓骨近端骨肉瘤患者如果腓总神经不能保留，同期需做踝关节融合。胫腓骨远端是踝关节的组成部分，踝关节作为重要的负重关节，其稳定性比活动度更为重要。

一、小腿解剖

胫骨结节是胫骨前上方的骨性隆起，股四头肌延续为髌韧带，自髌骨下方止于此处。在维持下肢站立位和伸直膝关节的过程中有不可替代的作用。膝关节假体翻修显露困难时常做胫骨结节截骨，截骨块长 8 ～ 10cm、宽 > 2cm，而胫骨近端骨肉瘤在满足扩大切除原则的前提下应尽可能保留骨瓣，以利于术后固定重建。

踝关节由胫、腓骨远端与距骨滑车构成。距骨滑车前宽后窄，踝关节背屈时关节较稳定，跖屈时稳定性下降。胫骨远端切除后，为保留活动功能需进行假体置换，发生关节不稳的报道较多，影响患者术后生存质量。大段异体骨重建、骨缺损并融合踝关节，虽然舍弃了关节的活动性，但稳定性良好，不影响患者术后独立行走。

小腿前方肌群包括胫骨前肌、趾长伸肌、踇长伸肌、腓骨长短肌，小腿后方肌群包括趾长屈肌、胫骨后肌、踇长屈肌、比目鱼肌、腓肠肌（图 7-94）。在保肢患者中，除腓肠肌外，其他肌肉均可能受到骨肉瘤侵及而需做部分或全部切除。腓肠肌可作为软组织缺损的补充。

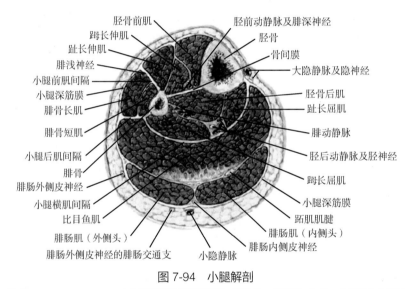

图 7-94　小腿解剖

摘自：Thompson JC. 2007. 奈特简明骨科学彩色图谱 . 邱贵兴，高鹏译 . 北京：人民卫生出版社

胫前动脉和胫后动脉是腘动脉发出的两条分支，经胫腓骨间膜前后供应小腿的营养。骨肉瘤侵犯动脉时，需要在动脉近端、远端结扎。但不可同时截断两条动脉，以免造成下肢缺血性坏死。

腓总神经自腘窝尖由坐骨神经分出，绕过腓骨颈向前，穿腓骨长肌，分为腓浅神经、腓深神经，支配小腿前外侧肌群。对于腓骨近端骨肉瘤或突破胫腓关节面的胫骨近端骨肉瘤，应仔细判断每个层面腓总神经与肿瘤边界的位置关系，拟定合适的手术方案。

二、胫骨近端保肢术

胫骨近端是骨肉瘤的第二好发部位，解剖限制、血管并发症、伸膝装置重建、软组织覆盖是重建的难点。肿瘤突破胫腓关节面时，需要考虑切除腓骨近端，避免损伤腓总神经造成踝关节背屈障碍。所报道的胫骨近端骨肉瘤治疗的远期生存优于股骨远端，肿瘤的广泛切除和功能的保留与疗效相关。伸膝装置（髌韧带）的重新固定是必要的，同时需要对邻近的股骨关节面进行处理。术后非肿瘤源性并发症较多，常导致重建的失败，最终造成患者功能、生活质量较差。需要二次手术修补，但创伤范围更广，预后功能不理想。

1. 保肢手术指征

（1）新辅助化疗按计划完成，患者一般情况良好。

（2）X 线片显示胫骨近端肿瘤骨化增加，肿瘤边缘连续、光滑。

（3）MRI-T_1 像显示肿瘤边缘完整的脂肪包裹，T_2 像显示周围水肿局限。

（4）影像学显示腘动、静脉未见明显受累。

2. 手术步骤

（1）患者麻醉后取仰卧位，无菌单包裹大腿中上段，以便术中活动。

（2）采用前正中切口，近端起自髌上极 5cm，远端根据肿瘤范围延长到胫骨相应位置。

（3）切开深筋膜，掀开内外侧皮瓣。

（4）沿股直肌肌腱内侧 1/3、髌骨内缘 2cm 切开。

（5）如果肿瘤未侵及骨皮质，于髌韧带止点处带骨瓣切断。如果侵及骨皮质，在距髌韧带止点 2cm 处切断。

（6）切开髌股韧带，向外翻开髌骨，显露膝关节腔。

（7）于股骨侧切断前后交叉韧带及半月板，注意结扎膝中动脉。

（8）股骨外侧髁处切断腘肌，钝性分离腘肌后方脂肪组织。注意保护脂肪组织中的腘动、静脉和胫神经。

（9）距膝关节囊胫骨止点 3cm 处环形切开。

（10）在瘤段表面保留一部分胫前肌、趾长屈肌。在正常肌肉组织中切除，避免术中肿瘤污染。

（11）如果肿瘤未突破胫腓关节，沿关节面劈开，保留外侧副韧带及与腓骨头的附着部，以提供关节的稳定性。如肿瘤的骨外部分扩散，需截断腓骨，在胫腓关节处保留一层肌肉。

（12）在胫骨病变远端按术前影像学所确定的截骨平面截骨，分开肌间隔，取出肿瘤标本。

（13）假体重建或异体骨重建。

1）肿瘤假体重建

A.股骨侧开口扩髓，利用假体截骨模板进行股骨远端截骨。

B.髓腔锉沿胫骨磨除骨松质至骨皮质内表面。

C.根据瘤段长度安装合适型号的股骨、胫骨试模。复位膝关节。

D.活动患肢，测量下肢长度，旋转及屈曲伸直度数。测量内外翻稳定性。

E.取出试模，冲洗术野及髓腔。

F.注入骨水泥，置入股骨、胫骨假体，安装关节轴，复位关节。

G.打入聚乙烯衬垫，再次检验屈曲伸直、旋转功能和关节稳定性。测量下肢长度。

H.髌韧带止点处骨皮质保留的患者，将骨瓣直接固定在胫骨假体。用螺钉、缝线或钢丝进行加强。如果因肿瘤侵犯切除部分髌韧带，造成髌韧带的损伤，可应用人工韧带或自体软组织来重建伸膝装置。

I.软组织足够覆盖假体时，直接对合切口，逐层缝合。

J.胫骨近端不能完全覆盖假体时，为避免假体外露引发感染，常选用腓肠肌内侧头转位。从远端游离腓肠肌内侧头肌瓣，在肌腹与肌腱交接处切断，向近端逆行游离。逐渐牵向前方包绕已安置稳定的假体-人工关节，并与前面肌肉边缘缝合，形成假体周围肌肉包裹。

K.取股骨侧正常松质骨块，使其紧贴于肌肉与假体之间，避免假体直接压迫软组织导致缺血坏死。

L.放置负压引流，逐层缝合切口。

2）大段异体骨重建

A.选取瘤段等长的胫骨近端深冻异体骨，生理盐水复温。

B.修整宿主骨和异体骨断面，最大化骨皮质接触面积。可于骨面切割出相互拼接的凹槽，防止骨之间旋转。修整胫腓骨关节面，使两端贴合良好。

C.选择合适长度的胫骨近端钢板，进行预弯，使其与骨面完全贴合。

D.双侧皮质螺钉固定。检查异体骨稳定性、关节活动度和下肢力线情况。

E.于异体骨胫骨结节处钻孔，缝合髌韧带断端及周围肌肉组织，或采用人工韧带重建伸膝装置。

F.复位髌骨，屈伸膝关节，检查髌骨轨迹和伸膝装置强度。

G.逐层缝合软组织，充分覆盖异体骨和钢板，避免外露。

H.放置负压引流，关闭切口。

3.病例讨论　患者，女性，13岁，入院前1个月右膝关节疼痛、活动受限，休息后症状不缓解。至笔者所在医院行X线、CT、MRI检查，示"右胫骨近端成骨性病变"（图7-95～图7-98）。查体：右小腿近端内侧肿胀，皮肤无发红、色素沉着。未触及明显质硬

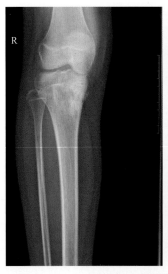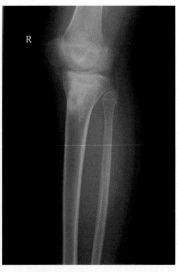

图7-95　胫腓骨正、侧位X线片

肿块，压痛阳性。膝关节因疼痛明显未行活动度检查。右足皮肤感觉稍减退，血运可。行全身 PET-CT 检查和胫骨近端穿刺活检术，确诊为骨肉瘤 Ⅱ B 期。

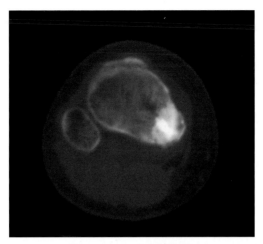

图 7-96　CT 扫描横断位

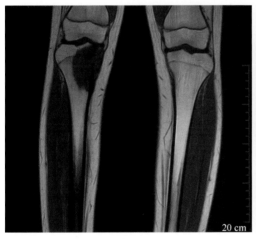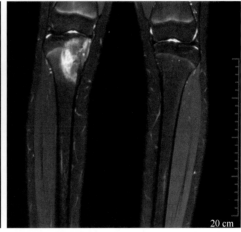

图 7-97　MRI-T$_1$ 冠状位 /T$_2$ 冠状位

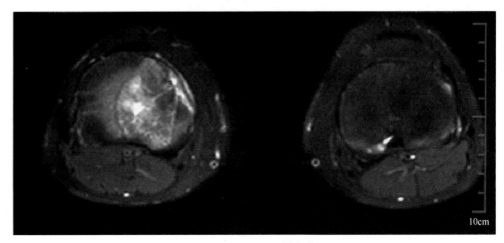

图 7-98　MRI-T$_2$ 横断位

　　患者身高 168cm，体重 51kg，体表面积 1.52m²。化疗方案：异环磷酰胺 3g×5 天，甲氨蝶呤 10g×1 天，多柔比星 50mg×1 天。新辅助化疗 4 次，疼痛减轻，复查 MRI 显示骨肉瘤局限于胫骨近端，未突破胫腓关节。具备手术指征。拟行右侧胫骨近端骨肉瘤扩大切除、人工假体置换术（图 7-99～图 7-107）。

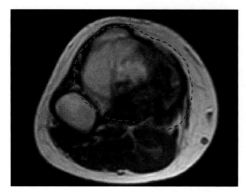

图 7-99　拟定手术入路及切除范围

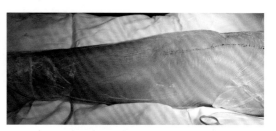

图 7-100　前正中手术入路

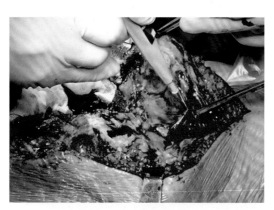

图 7-101　肿瘤边界外切断髌韧带，并向外牵开

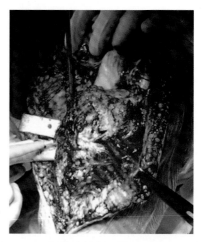

图 7-102　屈曲膝关节，外翻髌骨，显露胫骨

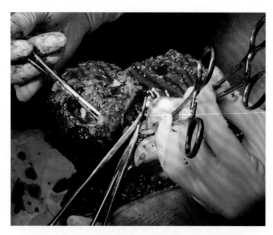

图 7-103　股骨侧切开关节囊、交叉韧带

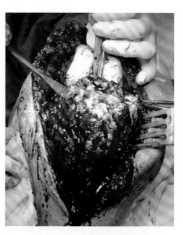

图 7-104　分离胫腓关节

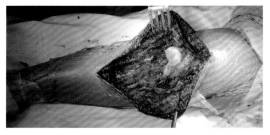

图 7-105　完整去除瘤段

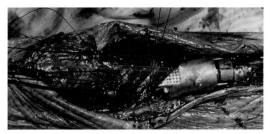

图 7-106　腓肠肌内侧头转位连接髌韧带，覆盖假体

三、胫骨远端保肢术

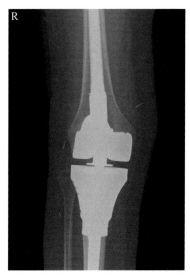

图 7-107　术后正位 X 线片

胫骨远端骨肉瘤的发生率不高，约为 4%。类似于前臂远端，骨周围主要为肌腱组织，软组织覆盖并不充分。同时神经、血管距离较近，保肢难度较大。胫骨远端关节面作为负重关节的一部分，对身体支撑和行走起着十分重要的作用。重建的方式包括特制假体、异体骨、带血管或者不带血管的自体骨，各种重建方式术后功能及并发症不同。术后肿瘤复发、伤口愈合不良、骨折、感染等并发症报道较多，髓内钉的固定可以增强牢固性和负重能力，但肿瘤复发时造成的污染范围广，易导致失去二次保肢的机会，而钢板螺钉的固定易发生应力遮挡等情况。

为减少关节不稳，踝关节融合被视为理想的固定方式，远期效果令人满意。虽然局部并发症发生率较其他部位多，但总体生存率并无统计学差异。

1. 保肢手术指征

（1）新辅助化疗按计划完成，患者一般情况良好。

（2）X 线片显示胫骨远端肿瘤钙化骨化良好，肿瘤边缘光滑。

（3）MRI-T_1 像显示胫骨远端肿瘤周围形成清晰的脂肪包裹，T_2 像显示水肿明显减轻或消失。

（4）影像学显示胫前、胫后血管至少一组未明显受累。

2. 手术步骤

（1）患者麻醉后取仰卧位，无菌单包裹足部，可减少感染风险。

（2）切口沿胫骨嵴前内侧纵行切开，根据骨肉瘤侵及范围选定合适的切口长度。近端超过截骨水平，远端超过踝关节。

（3）内侧紧贴筋膜游离全层皮瓣，如果达不到满意的外科边界，则梭形切除部分内侧皮瓣。

（4）根据术前 MRI 显示胫骨远端骨肉瘤范围，外侧保留胫骨表面部分胫骨前肌、踇长伸肌。

（5）牵开内外侧皮瓣，胫前动脉受累时，在其近端、远端进行结扎。

（6）切断踝关节前方伸肌支持带，保留未受累的肌腱组织并向外侧牵开。

（7）切断踝管支持带，显露并保护胫后肌肌腱、趾长屈肌肌腱、胫后动脉、踇长屈肌肌腱。

（8）劈开胫腓关节面及骨间膜，提起胫骨远端，于后方胫骨后肌、趾长屈肌内切除，保留胫骨后方部分正常肌肉组织附着。避免肿瘤外露，造成污染。

（9）标尺测量胫骨显露的长度，于术前拟定的截骨面水平进行截骨。完整取出瘤段。

（10）假体重建或异体骨重建。

1）肿瘤假体重建

A. 胫骨远端假体置换的患者，用髓腔锉去除胫骨内骨松质，处理距骨关节面。

B. 安装肿瘤假体试模，检查踝关节的稳定性。

C. 注入骨水泥并置入最终的胫骨远端假体，尽量重建假体周围支持带及软组织。

D. 放置负压引流管，不缝合筋膜层，避免筋膜间室综合征发生。可直接全层缝合或皮肤、皮下逐层缝合。

E. 软组织覆盖不良时，可局部转位腓肠肌或移植游离皮瓣。

F. 术后石膏或支具固定踝关节 6 周。

2）大段异体骨重建

A. 取与瘤段等长的股骨远端深冻异体骨，生理盐水复温。

B. 大段异体骨重建骨缺损时，需修整胫腓关节面，使骨松质充分接触。宿主骨和异体骨断面最大化接触。

C. 选择合适长度的胫骨远端钢板，进行预弯，使其与骨面完全贴合。

D. 双侧皮质螺钉固定。检查异体骨稳定性、关节活动度和下肢力线情况。

E. 选择踝关节融合的患者，需去除距骨、异体骨关节面软骨，加压接触。不做关节融合的患者需缝合周围支持带，使肌腱保持一定张力。

F. 逐层缝合软组织，充分覆盖异体骨和钢板，避免外露。软组织覆盖不充分的患者需行肌肉转位或皮瓣移植。

G. 放置负压引流，关闭切口。

3. 病例讨论　患者，男性，17 岁，入院前 3 个月无明显诱因出现右踝关节疼痛，夜间痛明显。至笔者所在医院行 X 线、MRI 检查，示"右胫骨远端成骨性病变"（图 7-108，图 7-109）。查体：右踝关节肿胀，皮肤未见静脉怒张。右胫骨远端皮温不高，轻压痛。踝关节活动良好，可触及足背动脉搏动。行全身 PET-CT 检查和右胫骨远端穿刺活检术，确诊为骨肉瘤Ⅱ B 期。

患者身高 170cm，体重 74kg，体表面积 1.83m²。化疗方案：异环磷酰胺 4g×5 天，甲氨蝶呤 12g×1 天，多柔比星 60mg×1 天。新辅助化疗 4 次，肿胀减轻，复查 MRI 显示骨肉瘤局限于胫骨远端，未突破胫腓关节。具备手术指征。拟行右侧胫骨远端骨肉瘤扩大切除、人工假体置换术（图 7-110 ～图 7-113）。

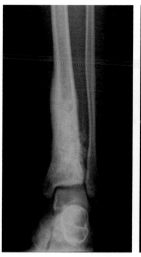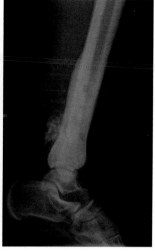

图 7-108　胫腓骨正、侧位 X 线片

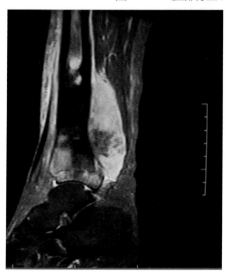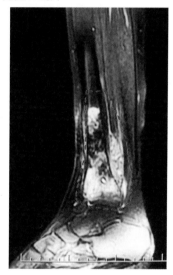

图 7-109　MRI-T_2 矢状位　　　　图 7-110　化疗后拟定切除范围

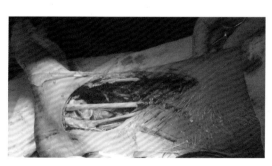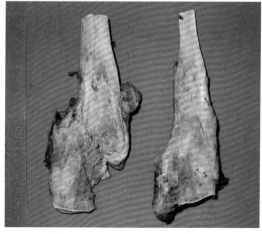

图 7-111　胫骨前内侧入路　　　　图 7-112　完整取出的瘤段

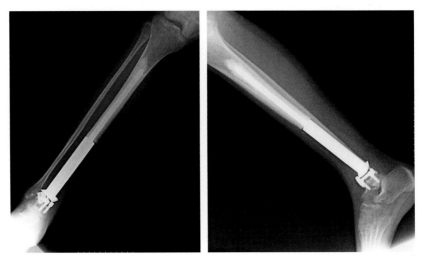

图 7-113　术后正、侧位 X 线片

四、腓骨保肢术

腓骨对于下肢负重的影响较小，一般不做骨的重建。腓骨近端和远端构成关节的外侧部，起稳定、支撑膝关节、踝关节的作用。尤其是踝关节，外踝的缺损导致步态不稳，影响患者生存质量，肿瘤切除后的重建是必要的。胫腓关节作为天然屏障，对于局限于腓骨的骨肉瘤，关节外的切除可获得满意的边界。腓骨头颈处有腓总神经绕行，骨肉瘤局限而腓总神经位于边界以外时可给予保留，但此类情况较少见。腓骨骨皮质较薄，大多数骨肉瘤患者需将覆盖于腓骨表面的肌肉及腓总神经一并切除或做关节外的 en-block 切除。

1. 保肢手术指征

（1）新辅助化疗按计划完成，患者一般情况良好。

（2）X 线片显示腓骨肿瘤点状钙化明显，骨膜连续，肿瘤边缘光滑。

（3）MRI-T_1 像显示腓骨肿瘤边缘形成完整脂肪层，T_2 像显示周围水肿明显减轻或消失。

（4）影像学显示胫前动脉、胫后动脉、腓动脉至少一支未明显受累。

2. 手术步骤

（1）患者麻醉后取仰卧位，患侧臀部垫高；或侧卧位。

（2）切口沿腓骨嵴后方纵向走行，可起自腓骨头近端股二头肌肌腱，远端可至外踝处。根据骨肉瘤病变范围向近端、远端延长至少 5cm。

（3）切开皮肤、皮下组织，于筋膜层向前后游离全层皮瓣。

（4）如近端骨肉瘤低于腓骨颈的位置，腓总神经位于边界之外，在股二头肌肌腱内下方显露腓总神经，向下游离至腓骨颈处，牵开并保护。

（5）腓总神经受累时，显露神经后，距腓骨头 2cm 处注射利多卡因并切断。

（6）切断股二头肌，靠近胫骨侧切开上胫腓关节、骨间膜。

（7）腓动、静脉受累时，在其近端、远端结扎。在腓骨周围正常趾长伸肌、腓骨长肌、比目鱼肌、胫骨后肌内分离，保留腓骨表面附着的部分正常肌肉组织。

（8）经腓骨头测量截骨长度，切断截骨面周围软组织，剥离骨膜，进行截骨。完整取出瘤段。

（9）远端腓骨距离皮肤较近，如果皮下组织内肿瘤包块较大，应将肿瘤及全层皮瓣梭形切除。

（10）跟骨侧切开支持带，分离并保护术前 MRI 判断未受累的肌腱。

（11）切断前方伸肌支持带，保留部分瘤段表面趾长伸肌、姆长伸肌，胫骨侧断开下胫腓关节面。

（12）游离腓骨远端，切除腓骨表面附着的部分腓骨短肌、姆长屈肌。

（13）经外踝尖测量截骨长度，截骨后取出瘤段。

（14）近端腓骨瘤段切除后直接用周围剩余软组织进行覆盖，膝关节外侧肌腱锚钉固定。远端则需要重建外踝或踝关节融合，使踝关节重获稳定。

（15）显露腓骨头颈侧，保护腓总神经。测量与瘤段长度相等的距离，并进行截骨。将腓骨翻转至远端，修整下胫腓关节面，用螺钉或钢板固定胫腓关节。钢板螺钉将翻转的腓骨与中段腓骨牢固固定，皮瓣覆盖，或直接选用等长异体骨固定。

（16）不做外踝重建的患者，去除胫骨远端和距骨关节面软骨，使骨松质充分接触，利于骨痂形成。术后石膏托或支具将踝关节固定于跖屈 5°。

（17）放置负压引流管于切口延长线上，关闭切口。

3. 病例讨论 患者，女性，15 岁，入院前 5 个月无明显诱因出现左小腿近端疼痛，休息后缓解不明显。至笔者所在医院行 X 线、CT、MRI 检查，示"左腓骨近端病变"（图 7-114～图 7-116）。查体：左小腿近端后外方稍肿胀，局部皮肤无发红，静脉怒张。可触及约 4cm×8cm 肿块，质硬，无活动。压痛阳性。左足皮肤感觉稍减退。左踝关节、足趾活动正常。行全身 PET-CT 检查和左腓骨近端穿刺活检术，确诊为骨肉瘤ⅡB 期。

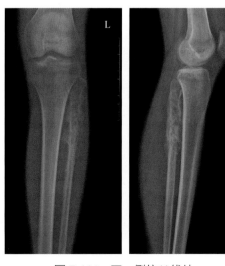

图 7-114 正、侧位 X 线片

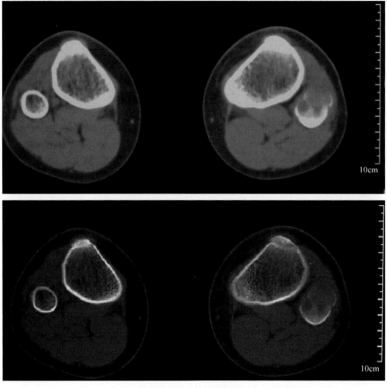

图 7-115 CT 横断位

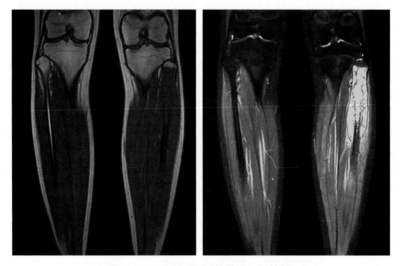

图 7-116 MRI-T_1 冠状位 /T_2 冠状位

患者身高 158cm，体重 43.5kg，体表面积 1.37m²。化疗方案：异环磷酰胺 2g×5 天，甲氨蝶呤 9g×1 天，多柔比星 50mg×1 天。新辅助化疗 4 次，肿胀减轻，复查 MRI 显示骨肉瘤局限于腓骨，未突破胫腓关节。具备手术指征。拟行左腓骨近端骨肉瘤扩大切除术（图 7-117，图 7-118）。

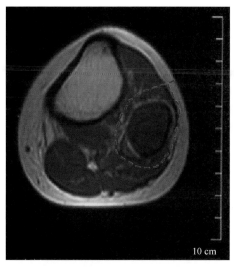

图 7-117 拟定手术入路及切除范围

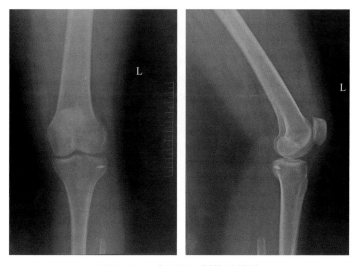

图 7-118 术后正、侧位 X 线片

参 考 文 献

Abdeen A，Hoang BH，Athanasian EA，et al. 2009. Allograft-prosthesis composite reconstruction of the proximal part of the humerus：Functional outcome and survivorship. J Bone Joint Surg Am，91：2406-2415.

Anract P，Biau D，Babinet A，et al. 2014. Pelvic reconstructions after bone tumor resection. Bull Cancer，101（2）：184-194.

Anract P，Coste J，Vastel L，et al. 2000. Proximal femoral reconstruction with megaprosthesis versus allograft prosthesis composite. A comparative study of functional results，complications and longevity in 41 cases. Rev Chir Orthop Reparatrice Appar Mot，86（3）：278-288.

Bickels J，Meller I，Henshaw RM，et al. 2000. Reconstruction of hip stability after proximal and total femur resections. Clin Orthop Relat Res，375：218-230.

Bickels J，Wittig JC，Kollender Y，et al. 2001. Reconstruction of the extensor mechanism after proximal tibia endoprosthetic replacement. J Arthroplasty，16：856-862.

Bonnevialle N，Mansat P，Lebon J，et al. 2015. Reverse shoulder arthroplasty for malignant tumors of proximal humerus. J Shoulder

Elbow Surg，24：36-44.

Campanacci D，Chacon S，Mondanelli N，et al. 2012. Pelvic massive allograft reconstruction after bone tumour resection. Int Orthop，36（12）：2529-2536.

Campanacci DA，Scoccianti G，Beltrami G，et al. 2008. Ankle arthrodesis with bone graft after distal tibia resection for bone tumors. Foot Ankle Int，29（10）：1031-1037.

Chandrasekar CR，Grimer RJ，Carter SR，et al . 2009. Modular endoprosthetic replacement for tumours of the proximal femur. J Bone Joint Surg Br，91：108-112.

Choo A，Ramsey ML. 2013. Total elbow arthroplasty：Current options. J Am Acad Orthop Surg，21（7）：427-437.

Ebeid W，Amin S，Abdelmegid A，et al. 2007. Reconstruction of distal tibial defects following resection of malignant tumours by pedicled vascularised fibular grafts. Acta Orthop Belg，73：354-359.

Gosheger G，Gebert C，Ahrens H，et al. 2006. Endoprosthetic reconstruction in 250 patients with sarcoma. Clin Orthop Relat Res，450：164-171.

Guder WK，Hardes J，Gosheger G，et al. 2015. Osteosarcoma and chondrosarcoma of the pelvis and lower extremities. Chirurg，86（10）：993-1003.

Holzapfel BM，Pilge H，Toepfer A，et al . 2012. Proximal tibial replacement and alloplastic reconstruction of the extensor mechanism after bone tumor resection in German. Oper Orthop Traumatol，24（3）：247-262.

Houdek MT，Wagner ER，Wilke BK，et al. 2016. Long term outcomes of cemented endoprosthetic reconstruction for periarticular tumors of the distal femur. Knee，23（1）：167-172.

Ichihara S，Hidalgo-Diaz JJ，Facca S，et al. 2015. Unicompartmental isoelastic resurfacing prosthesis for malignant tumor of the distal radius：A case report with a 3-year follow-up. Orthop Traumatol Surg Res，101（8）：969-971.

Jones KB，Griffin AM，Chandrasekar CR，et al. 2011. Patient-oriented functional results of total femoral endoprosthetic reconstruction following oncologic resection. J Surg Oncol，104：561-565.

Kaira S，Abudu A，Murata H，et al. 2010. Total femur replacement：Primary procedure for treatment of malignant tumours of the femur. Eur J Surg Col，36（4）：378-383.

Kotwal S，Moon B，Lin P，et al. 2016. Total humeral endoprosthetic replacement following excision of malignant bone tumors. Sarcoma，2016：63.

Li J，Jiao Y，Guo Z，et al. 2015. Comparison of osteoarticular allograft reconstruction with and without the Sauvé-Kapandji procedure following tumour resection in distal radius. J Plast Reconstr Aesthet Surg，68（7）：995-1002.

Myers GJ，Abudu AT，Carter SR，et al. 2007. The long-term results of endoprosthetic replacement of the proximal tibia for bone tumours. J Bone Joint Surg Br，89：1632-1637.

Nakamura S，Kusuzaki K，Murata H，et al. 2000. More than 10 years of follow-up of two patients after total femur replacement for malignant bone tumor. Int Orthop，24：176-178.

Ng VY，Jones R，Bompadre V，et al. 2015. The effect of surgery with radiation on pelvic Ewing sarcoma survival. J Surg Oncol，112（8）：861-865.

Nishida J，Shiraishi H，Okada K，et al. 2006. Vascularized iliac bone graft for iliosacral bone defect after tumor excision. Clin Orthop Relat Res，447：145-151.

Ogura K，Sakuraba M，Miyamoto S，et al. 2015. Pelvic ring reconstruction with a double-barreled free vascularized fibula graft after resection of malignant pelvic bone tumor. Arch Orthop Trauma Surg，135（5）：619-625.

Parry MC，Laitinen M，Albergo J，et al. 2016. Osteosarcoma of the pelvis. Bone Joint J，98-B（4）：555-563.

Peterson JR，Villalobos CE，Zamora R，et al. 2015. Limb sparing resection for tumors involving the distal humerus and reconstruction with a modular endoprosthesis. Bulletin of the Hospital for Joint Diseases，73（3）：190-197.

Plötz W，Rechl H，Burgkart R，et al. 2002. Limb salvage with tumor endoprostheses for malignant tumors of the knee. Clin Orthop Relat Res，405：207-215.

Ruggieri P，Bosco G，Errani C，et al. 2010. Local recurrence，survival and function after total femur resection and megaprosthetic reconstruction for bone sarcomas. Clin Orthop Relat Res，468：2860-2866.

Sakoff MS，Barkauskas DA，Ebb D，et al. 2012. Poor survival for osteosarcoma of the pelvis：A report from the Children's Oncology Group. Clin Orthop Relat Res，470（7）：2007-2013.

Schwartz AJ，Kabo JM，Eilber FC，et al. 2010. Cemented distal femoral endoprostheses for musculoskeletal tumor：Improved survival of modular versus custom implants. Clin Orthop Relat Res，468：2198-2210.

Sewell MD，Hanna SA，Pollock RC，et al. 2012. Proximal ulna endoprosthetic replacement for bone tumours in young patients. Int Orthop，36（5）：1039-1044.

Shekkeris AS，Hanna SA，Sewell MD，et al. 2009. Endoprosthetic reconstruction of the distal tibia and ankle joint after resection of primary bone tumours. J Bone Joint Surg Br，91：1378-1382.

Tanagho A，Morgan B，Ravenscroft M. 2016. Total humeral endoprosthesis replacement to salvage periprosthetic fractures in rheumatoid arthritis. Orthopedics，8：1-4.

Voloshin I，Schippert DW，Kakar S，et al . 2011. Complications of total elbow replacement：A systematic review. J Shoulder Elbow Surg，20（1）：158-168.

Wittig JC，Bickels J，Lellar-Graney KL，et al . 2002. Osteosarcoma of the proximal humerus：Long term results with limb sparing surgery. Clin Orthop Rel Res，397：156-176.

第八章　可延长假体置换术

儿童是骨肉瘤的好发人群，与成人保肢重建不同，儿童患者需考虑其术后肢体生长发育的因素。新辅助化疗和广泛手术切除带来良好远期生存的同时，也使临床医生面临因肢体不等长而影响患儿外观、功能的挑战。尤其对于下肢，长度的差异会导致患儿出现跛行、骨盆倾斜、脊柱弯曲等并发症。研究证实，股骨远端的生长潜力占整个下肢的35%，胫骨近端约占30%。传统的重建方式如定制/组配式假体、异体骨、关节融合不能根据儿童的生长趋势进行调节，而通过翻修术来解决肢体不等长问题是不可取的。传统的重建方式可能增加患儿的疼痛、感染风险，骨与软组织的创伤也较大，长度增加过多还会造成神经、血管的牵拉。

可延长假体通过微创下增垫金属环获得肢体的逐步延长，可与对侧肢体保持同步（图8-1）。未受累关节侧采用生物型假体置入，尽可能保留骨骺。后期假体延长术对患儿创伤较小，可避免翻修造成骨、软组织的较大损伤。逐步延长可避免神经、血管的过度牵拉。国际上所报道的可延长假体可在体外磁场的作用下延长，后期无须再手术切开。但假体故障率偏高，只能行翻修手术进行替换。上肢功能在于关节、手指活动度，长度的差异对其影响并不显著，可延长假体在上肢的应用相对局限。而下肢重建的重点在于力线、关节活动度、稳定性。任何环节出现问题都会导致术后功能不满意。大多数骨肉瘤发生于膝关节周围，且股骨远端和胫骨近端集中了主要的下肢生长能力。本章就股骨远端和胫骨近端可延长假体置换术进行阐述。

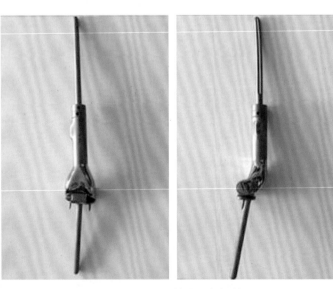

图 8-1　股骨远端可延长假体

一、术前评估

查体判断关节活动度、周围软组织张力和远端动脉搏动等。了解患肢一般情况，对术后功能起预测和指导作用。

X线片包括骨盆正位片、股骨正侧位片、胫腓骨正侧位片。判断骨盆有无倾斜，测量双下肢长度、股骨前弓角度、髓腔内径。儿童骨骼较小，术前应充分比对髓腔与假体柄大小，避免假体柄过大，无法置入或置入过程发生骨折。

MRI-T$_1$ 确认肿瘤与血管、神经的位置关系，评估保肢条件。测量肿瘤长度及设计截骨面、切除范围、剩余骨长度。剩余骨长度短于 12cm 可引发假体固定不稳，应考虑联合应用异体骨。

肺 CT/PET-CT 排查骨肉瘤转移病灶，确定骨肉瘤的分期。

二、手术步骤

手术入路和瘤段切除详见第七章。

（一）股骨远端可延长假体置换

（1）腘窝后方松解腓总神经，减轻下肢延长对神经的牵拉。

（2）于胫骨髁间嵴前方开口，截除胫骨髁间嵴的突起。

（3）直接于胫骨侧置入生物型假体。

（4）股骨侧扩髓，清除骨屑和凝血块。

（5）股骨侧假体一般较瘤段长 2cm，以适应患者的生长。

（6）注入骨水泥，置入股骨假体。复位膝关节。

（7）肢体的延长可能导致膝关节伸直时后方软组织的张力略高。术后早期可适当屈曲膝关节，减轻对血管、神经的牵拉。

（8）逐层关闭切口。术后常规应用神经营养药物。术后 X 线片见图 8-2。

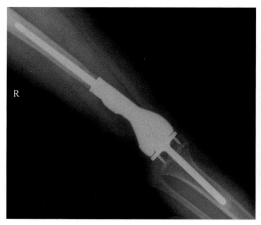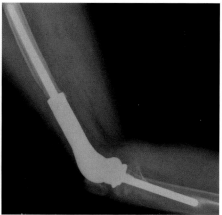

图 8-2 术后正、侧位 X 线片

（二）胫骨近端可延长假体置换

（1）于股骨髁中心或稍偏内侧开口，直接置入股骨侧生物型假体。

（2）髓腔锉去除剩余胫骨内的骨松质，修整胫骨断端和腓骨头。

（3）选用较瘤段长 2cm 的胫骨假体试模，测试关节活动度和周围组织张力。对于张力较大者行软组织松解或换用较瘤段长 1cm 的试模。

（4）清理术野和髓腔后，胫骨侧注入骨水泥，置入与试模匹配的假体。

（5）复位膝关节，再次测试关节活动度。

（6）髌韧带重新固定于胫骨假体上，重建伸膝装置。

（7）逐层关闭伤口。软组织覆盖不良时，可行腓肠肌内侧头转位。

（8）放置负压引流管，术后应用消肿、神经营养药物。术后 X 线片见图 8-3。

（三）二期延长术

（1）术前测量骨盆倾斜角度、双下肢长度（图 8-4），拟定延长距离。

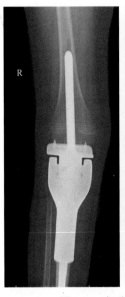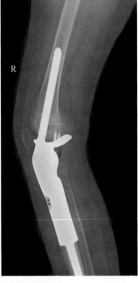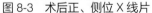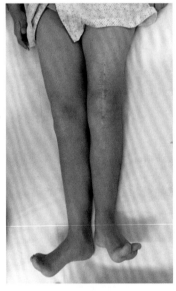

图 8-3　术后正、侧位 X 线片　　　　图 8-4　术后 2 年，双下肢不等长

（2）确定假体延长锁扣位置（图 8-5）。

（3）以锁扣为中心，沿原切口切开，显露假体。转动延长装置（1mm/360°）至合适长度（图 8-6）。

（4）置入对应长度的加强环（图 8-7）。

（5）缆索固定加强环（图 8-8）。

（6）放置负压引流，关闭切口。术后常规给予神经营养药物。

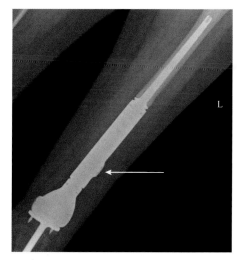

图 8-5　标记切开部位

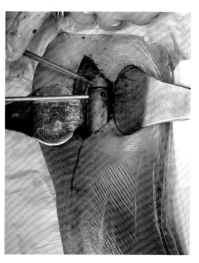

图 8-6　延长假体

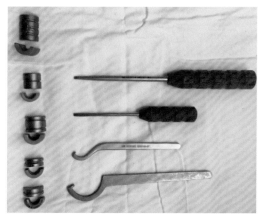

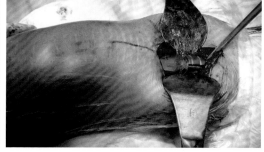

图 8-7　置入加强环

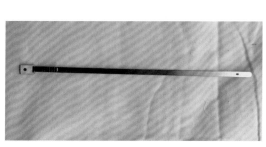

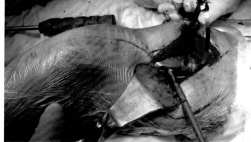

图 8-8　捆绑加强环辅助固定

参 考 文 献

Anderson M，Green WT，Messner MB. 1963. Growth and predictions of growth in the lower extremities. J Bone Joint Surg Am，45：1-14.

Arkader A，Viola DC，Morris CD，et al . 2007. Coaxial extendible knee equalizes limb length in children with osteogenic sarcoma. Clin Orthop Relat Res，459：60-65.

Cool WP, Carter SR, Grimer RJ, et al. 1997. Growth after extendible endoprosthetic replacement of the distal femur. J Bone Joint Surg Br, 79（6）：938-942.

Eckardt JJ, Safran MR, Eilber FR, et al. 1993. Expandable endoprosthetic reconstruction of the skeletally immature after malignant bone tumor resection. Clin Orthop Relat Res, 297：188-202.

Finn HA, Simon MA. 1991. Limb-salvage surgery in the treatment of osteosarcoma in skeletally immature individuals. Clin Orthop Relat Res, 262：108-118.

Futani H, Minamizaki T, Nishimoto Y, et al. 2006. Long-term follow-up after limb salvage in skeletally immature children with a primary malignant tumor of the distal end of the femur. J Bone Joint Surg Am, 88（3）：595-603.

Gitelis S, Neel MD, Wilkins RM, et al. 2003. The use of a closed expandable prosthesis for pediatric sarcomas. Chir Organi Mov, 88（4）：327-333.

Grimer RJ, Belthur M, Carter SR, et al. 2000. Extendible replacements of the proximal tibia for bone tumours. J Bone Joint Surg Br, 82（2）：255-260.

Gupta A, Meswania J, Pollock R, et al . 2006. Non-invasive distal femoral expandable endoprosthesis for limb-salvage surgery in paediatric tumours. J Bone Joint Surg Br, 88（5）：649-654.

Henderson ER, Pepper AM, Marulanda G, et al. 2012. Outcome of lower-limb preservation with an expandable endoprosthesis after bone tumor resection in children. J Bone Joint Surg Am, 94（6）：537-547.

Hwang N, Grimer RJ, Carter SR, et al. 2012. Early results of a non-invasive extendible prosthesis for limb-salvage surgery in children with bone tumours. J Bone Joint Surg Br, 94（2）：265-269.

Maheshwari AV, Bergin PF, Henshaw RM. 2011. Modes of failure of custom expandable repiphysis prostheses：A report of three cases. J Bone Joint Surg Am, 93（13）：e72.

Moseley CF. 1977. A straight-line graph for leg-length discrepancies. J Bone Joint Surg Am, 59（2）：174-179.

Neel MD, Wilkins RM, Rao BN, et al. 2003. Early multicenter experience with a noninvasive expandable prosthesis. Clin Orthop Relat Res, 415：72-81.

Picardo NE, Blunn GW, Shekkeris AS, et al. 2012. The medium-term results of the Stanmore non-invasive extendible endoprosthesis in the treatment of paediatric bone tumours. J Bone Joint Surg Br, 94（3）：425-430.

Pritchett JW. 1992. Longitudinal growth and growth-plate activity in the lower extremity. Clin Orthop Relat Res, 275：274-279.

Saghieh S, Abboud MR, Muwakkit SA, et al. 2010. Seven-year experience of using repiphysis expandable prosthesis in children with bone tumors. Pediatr Blood Cancer, 55（3）：457-463.

Schiller C, Windhager R, Fellinger EJ, et al. 1995. Extendable tumour endoprostheses for the leg in children. J Bone Joint Surg Br, 77（4）：608-614.

Schindler OS, Cannon SR, Briggs TW, et al. 1997. Stanmore custom-made extendible distal femoral replacements：Clinical experience in children with primary malignant bone tumours. J Bone Joint Surg Br, 79：927-937

Siffert RS. 1987. Lower limb-length discrepancy. J Bone Joint Surg Am, 69（7）：1100-1106.

Simon MA, Aschliman MA, Thomas N, et al. 1986. Limb-salvage treatment versus amputation for osteosarcoma of the distal end of the femur. J Bone Joint Surg Am, 68（9）：1331-1337.

Unwin PS, Walker PS. 1996. Extendible endoprostheses for the skeletally immature. Clin Orthop Relat Res, 322：179-193.

Witt JD, Marsden FW. 1994. The functional evaluation of patients with primary malignant tumours about the knee treated by modular endoprosthetic replacement. Aust N Z J Surg, 64（8）：542-546.

第九章　自体瘤骨灭活重建术

自体瘤骨灭活再植是重建恶性骨肿瘤切除后骨缺损的重要手段，包括巴氏灭活、射线外照射、高温、液氮、无水乙醇等肿瘤灭活方法。我国于 20 世纪 60 年代末率先开始应用此技术。在缺乏大段异体骨骨库、假体固定条件不足或受限于经济因素等条件下，将去除肿瘤组织的自体骨灭活后原位再植，辅助性内固定即可获得肢体重建。具有较好的生物学重建、无免疫排斥反应等优势。部分瘤骨灭活重建还可结合假体重建、自体腓骨移植等建立初始稳定性，但肿瘤细胞的彻底杀灭是选择该方法的前提。在灭活的同时，骨内正常蛋白结构也会受到影响，可致术后发生骨不愈、骨折等并发症。有学者认为，为降低骨折、骨不愈风险，术后康复相对延后，将影响患肢功能恢复。再植后肢体强度下降、适应证范围小等也是限制该技术发展的因素。对于溶骨性改变骨肉瘤或发生病理性骨折的患者，一般不考虑采用自体骨灭活重建。

巴氏灭活是将骨置于 65℃ 环境中，保持 30 分钟。改良巴氏灭活即将骨置于 65℃ 的 10%～20% 高渗盐水中浸泡 30 分钟。射线外照射灭活的外照射强度为 300Gy，这对于技术和设备要求相对较高。高温灭活指在 200kPa、130℃ 环境中保持 10 分钟。液氮灭活所维系温度为 60℃，浸泡 20～30 分钟，再置于室温下，利用温差的巨大变化杀伤肿瘤细胞。无水乙醇浸泡需 30 分钟，操作简单。微波灭活则利用置入的微波刀头产生的高温区使肿瘤组织发生坏死，刀头产生热效应区域有限，对于体积较大的骨肉瘤需适当扩大微波范围。在灭活过程中需注意保护周围血管、神经。灭活后刮除坏死组织，自体或异体骨修复缺损。

笔者认为，累及长段骨、邻近关节的骨肉瘤病例可考虑采用自体瘤骨灭活重建术以恢复骨连续性。术前应仔细评估局部骨质量、软组织覆盖量，根据术中稳定性、残余骨量等结合内固定、假体置入等技术重建骨缺损。胫骨、尺桡骨等处骨肉瘤应用该方法时需慎重，尤其是采用微波灭活时。软组织覆盖不充分或灭活过程中局部软组织损伤可能导致术后发生感染、软组织坏死等并发症。骨骺未闭患儿同时应考虑腓骨生长因素，可能造成膝或踝关节畸形。瘤段切除方式详见第七章，本章以股骨骨肉瘤为参考对该技术进行阐述。

一、术 前 评 估

查体判断骨肉瘤部位、大小，肢体感觉、运动功能及远端动脉搏动情况。评估病变与关节间距、局部软组织覆盖等。

X 线检查包括肢体关节拍摄正、侧位片，评估肿瘤内骨质结构完整性和强度。无法明确骨强度是否满足肢体重建病例需术中同时准备假体或大段异体骨。对于溶骨性破坏或病理性骨折病例，则直接选择其他合适方案进行重建。

　　MRI 评估化疗效果，确定病变范围、病变与周围血管、神经解剖的关系。尤其需术中微波灭活的患者，根据 MRI 拟定热效应区，避免术中损伤重要组织结构。

　　肺 CT/PET-CT 判断骨肉瘤是否转移，确定骨肉瘤分期和评估预后。

二、手 术 内 容

1. 手术步骤

（1）患者麻醉后取仰卧位。保持下肢中立位，无菌敷料包裹小腿中下段及足。

（2）股骨前正中切口入路或股内侧入路，根据股骨骨肉瘤的范围切口可向近端延伸，远端止于胫骨结节稍内侧。

（3）切开皮肤、皮下脂肪、深筋膜。游离少量外侧皮瓣，减少其血供的破坏。分离内侧全层皮瓣向后掀开。

（4）经股直肌、股中间肌间隙钝性分离，外翻髌骨，显露膝关节。

（5）髌韧带张力较大时，可适当外旋小腿，避免撕裂韧带。外翻髌骨困难时，可选择股四头肌斜切。

（6）屈膝，于胫骨侧切断前后交叉韧带及关节周围韧带，切除髌下脂肪垫。提起股骨段，显露腘窝结构。

（7）切断腘肌，距股骨内外侧髁 2cm 处切断腓肠肌内外侧头，在腓肠肌内外侧头之间的脂肪间隙内显露并保护腘动、静脉。

（8）分离股内侧肌与股中间肌间隙，如果术前 MRI 显示内侧软组织内有肿瘤包块，应在边界外切除部分股内侧肌。

（9）收肌腱裂孔处分离并保护股动、静脉。

（10）保留瘤段股中间肌的覆盖，向近端显露至足够截骨长度。

（11）经股骨内髁下缘测量标记，切断截骨周围软组织，剥离骨膜，进行股骨截骨。

（12）完整取出瘤段。微波灭活则采用湿纱布隔绝瘤段与周围正常组织。取出瘤段后，完整剔除骨周围肿瘤组织，软钻扩髓至皮质骨后进行灭活。取灭活后骨组织送术中冰冻，确认肿瘤细胞坏死。

（13）原位置入灭活骨组织，采用假体或内固定辅助，骨缺损部位可选择植骨填充。

（14）关节周围可在灭活骨组织上钻孔，缝合肌肉、肌腱、韧带断端，增加关节稳定性。

（15）复位髌骨，屈伸活动膝关节，检查髌骨轨迹、膝关节稳定性。

（16）放置引流，逐层关闭切口。

2. 病例讨论　患者，男性，13 岁，入院前 3 个月无明显诱因出现左大腿肿胀。至笔者所在医院就诊，查体：左大腿远端肿胀明显，周长约 39cm，可触及质硬肿物，边界不清，压痛明显，皮温稍高，活动度差，左膝关节活动受限。完善相关影像学检查（图 9-1～图 9-3）和穿刺活检，明确为骨肉瘤，Enneking 分期为ⅡB 期。

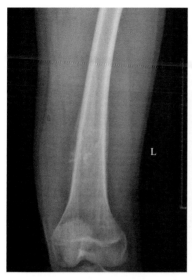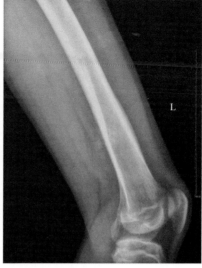

图 9-1 股骨正、侧位 X 线片

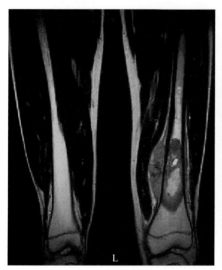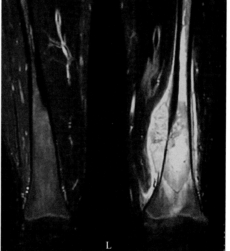

图 9-2 MRI-T_1/T_2 冠状位

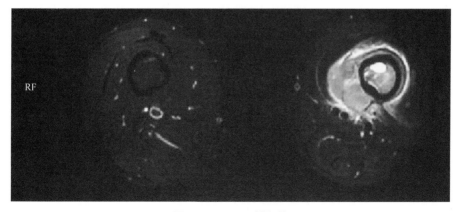

图 9-3 MRI-T_2 横断位

患者身高 155cm，体重 40kg，体表面积 1.30m²。化疗方案：异环磷酰胺 3g×3 天＋2g×2 天，甲氨蝶呤 8g×1 天，多柔比星 40mg×1 天。术前化疗 3 次，疼痛缓解，复查 MRI 显示骨肉瘤局限于股骨中下段，未累及股动、静脉和坐骨神经。具备手术指征。拟行左侧股骨骨肉瘤扩大切除、自体瘤骨灭活移植内固定术（图 9-4～图 9-11）

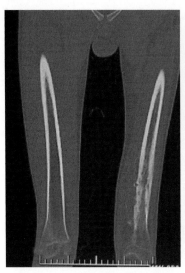
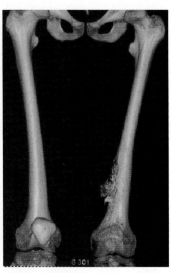

图 9-4　术前 CT 评估骨质强度

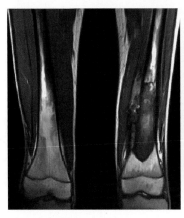
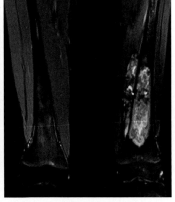

图 9-5　化疗后 MRI-T$_1$/T$_2$ 冠状位，病变内骨化改变

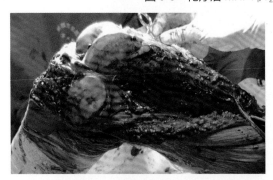
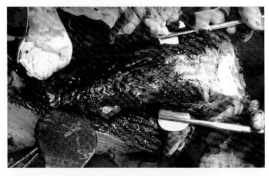

图 9-6　外翻髌骨，显露病变部位。股中间肌完整包裹肿瘤

图 9-7　向后掀开正常软组织，根据术前 MRI 测量显露至截骨面

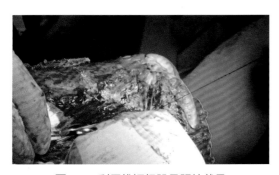

图 9-8 利用线锯经股骨髁处截骨

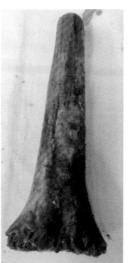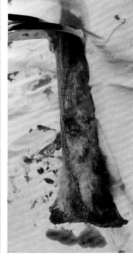

图 9-9 去除肿瘤组织的骨结构

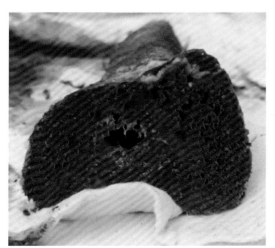

图 9-10 灭活骨组织前扩髓准备

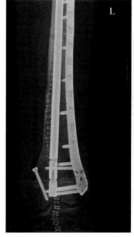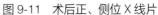

图 9-11 术后正、侧位 X 线片

参 考 文 献

Chen WM，Chen TH，Huang CK，et al. 2002. Treatment of malignant bone tumours by extracorporeally irradiated autograft-prosthetic composite arthroplasty. J Bone Joint Surg Br，84（8）：1156-1161.

Fan QY，Ma BA，Zhou Y，et al. 2003. Bone tumors of the extremities or pelvis treated by microwave-induced hyperthermia. Clin Orthop Relat Res，（406）：165-175.

Harris JD，Trinh TQ，Scharschmidt TJ，et al. 2013. Exceptional functional recovery and return to high-impact sports after Van Nes rotationplasty. Orthopedics，36（1）：126-131.

Igarashi K，Yamamoto N，Shirai T，et al. 2014. The long-term outcome following the use of frozen autograft treated with liquid nitrogen in the management of bone and soft-tissue sarcomas. Bone Joint J，96-B（4）：555-561.

Mavrogenis AF，Abati CN，Romagnoli C，et al. 2012. Similar survival but better function for patients after limb salvage versus amputation for distal tibia osteosarcoma. Clin Orthop Relat Res，470（6）：1735-1748.

Sewell MD，Hanna SA，McGrath A，et al. 2011. Intercalary diaphyseal endoprosthetic reconstruction for malignant tibial bone tumours. J Bone Joint Surg Br, 93（8）: 1111-1117.

Sugiura H, Yamamura S, Sato K, et al. 2003. Remodelling and healing process of moderately heat-treated bone grafts after wide resection of bone and soft - tissue tumors. Arch Orthop Trauma Surg, 123（10）: 514-520.

Tsuchiya H, Wan SL, Sakayama K, et al. 2005. Reconstruction using an autograft containing tumour treated by liquid nitrogen. J Bone Joint Surg Br, 87（2）: 218-225.

Uyttendaele D, De Schryver A, Claessens H, et al. 1988. Limb conservation in primary bone tumours by resection, extracorporeal irradiation and re-implantation. J Bone Joint Surg Br, 70（3）: 348-353.

Yasin NF, Singh VA, Marniza Saad M, et al . 2015. Which is the best method of sterilization for recycled bone autograft in limb salvage surgery: A radiological, biomechanical and histopathological study in rabbit. BMC Cancer, 15: 289-300.

第十章 骨搬移术

骨搬移术最初用于治疗骨折伴骨不连、骨缺损，长期感染导致植骨、内固定失败。骨肉瘤患者的病变仅局限于肢体中段，不累及关节时，骨搬移可生物重建骨支撑结构，避免假体或异体骨置入引发排斥反应、感染、骨折等远期并发症。尤其对于同时伴发感染的患者，骨和软组织的缺损都可通过骨搬移术获得满意的疗效和功能。生长发育期患者肢体的生长潜力得以保留，避免了肢体不等长。但其治疗周期较长，在治疗期间患者外观和功能较差，需要医患之间相互配合，进行长期延长骨痂、护理钉道、功能锻炼。术后化疗在一定程度上影响骨痂形成，骨髓抑制可增加钉道感染风险。笔者所在医院骨搬移病例应用外固定架，随访资料分析，其生物重建远期疗效优于假体重建，外固定器的调节可拉伸骨痂，对于营养状况较差或受化疗影响较大的患者可适当减缓延长速度。

下肢长度、负重、稳定是重建的关键。骨搬移过程中，根据健侧肢体长度相应延长患肢，避免切除后肢体短缩；承重压力的刺激利于骨痂成骨塑形，可增加骨强度，随着时间的推移，生物重建优势逐渐凸显。本章主要就下肢股骨、胫骨骨搬移术进行阐述。

一、术前评估

查体判断软组织包块大小、患肢肌力、皮肤情况和远端动脉搏动、肢体长度等。了解患者一般营养状况、骨骼发育情况。

X线片包括骨盆正位片、肢体全长片。可初步判断软组织包块、肿瘤成骨情况。确认下肢长度和髓腔倾斜角度，便于确定骨搬移长短和方向。

MRI-T$_1$确认肿瘤与血管、神经的位置关系，评估保肢条件。测量肿瘤长度及设计截骨面、切除范围、距离关节面长度。非骨骺区域有足够骨质固定针。

肺CT/PET-CT排除骨肉瘤转移可能，预计生存期短的骨肉瘤患者不适合选用骨搬移术。

二、手术内容

（一）股骨骨搬移术

1. 手术步骤

（1）患者麻醉后取仰卧位，包裹患肢膝关节以下。

（2）根据术前MRI检查结果，在肿瘤范围外垂直于股骨纵轴，剩余较短的骨段外侧，做长约2cm的皮肤切口。

（3）沿切口置入螺钉套筒至股骨干，取出套芯。电钻穿透双侧骨皮质，建立通道，横行置入 1 组螺钉，每组包括平行排列的 2 枚 Schanz 螺钉和固定的钉夹。

（4）同样方法在另一骨段上置入 2 组螺钉。

（5）锁紧钉夹，距皮肤 2cm 处安装支架和加压牵引器。

（6）经前正中入路切开，根据术前 MRI 测量的瘤段长度，包裹股中间肌，完整切除肿瘤。注意保护大腿内侧神经血管束。

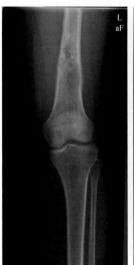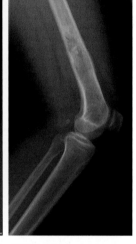

图 10-1　正、侧位 X 线片

（7）于 2 组螺钉中央横行离断骨质，便于后期搬移延长。

（8）放置负压引流，逐层关闭切口。

2. 病例讨论　患者，女性，17 岁，入院前 4 个月无明显诱因出现左大腿不适，休息后缓解不明显。至笔者所在医院行 X 线，MRI 检查，示"左股骨中下段病变"（图 10-1～图 10-3）。查体：左大腿中段稍肿胀，局部皮肤无发红、静脉怒张。压痛阳性。左膝关节、左踝关节、足趾活动正常。行全身 PET-CT 检查和左股骨穿刺活检术，确诊为骨肉瘤 Ⅱ B 期。

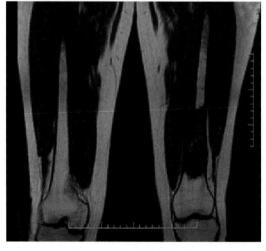

图 10-2　MRI-T_1 冠状位

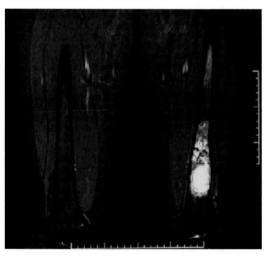

图 10-3　MRI-T_2 冠状位

患者身高 158cm，体重 43kg，体表面积 1.42m²。化疗方案：异环磷酰胺 3g×5 天，甲氨蝶呤 9g×1 天，多柔比星 40mg×1 天。新辅助化疗 3 次，疼痛缓解，复查 MRI 显示骨肉瘤局限于股骨中段，未累及股动、静脉和坐骨神经。具备手术指征。拟行左股骨中段骨肉瘤扩大切除、骨搬移术（图 10-4～图 10-12）。

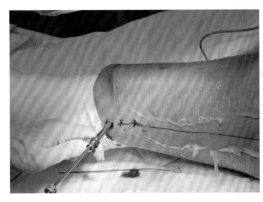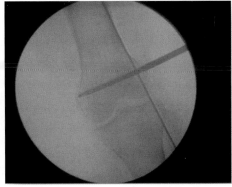

图 10-4　透视下经皮置入股骨远端导针

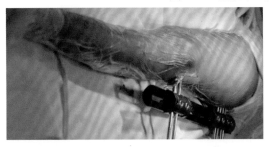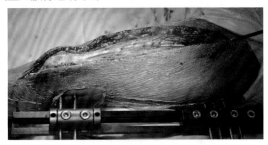

图 10-5　置入近端螺钉，支架固定　　　　图 10-6　经前正中切口入路

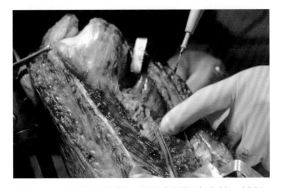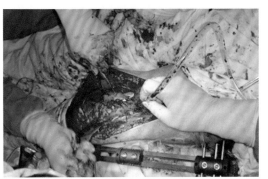

图 10-7　切开关节囊，大腿内侧探查血管、神经　　　　图 10-8　完整显露瘤段

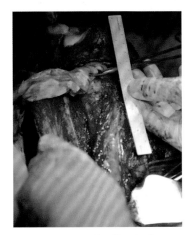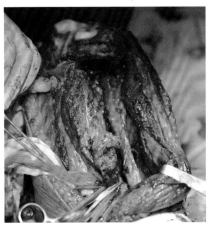

图 10-9　测量截骨长度　　　　图 10-10　包裹股中间肌广泛切除瘤段

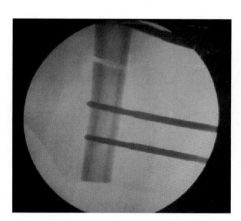

图 10-11　搬移骨二次截骨

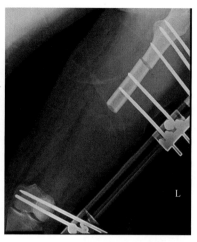

图 10-12　术后正位 X 线片

术后 7 天开始搬移，搬移速度为 0.25mm/12h。每个月复查一次 X 线片，观察对线对位情况（图 10-13 ～图 10-15）。

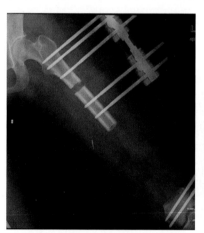

图 10-13　术后 1 个月正位 X 线片

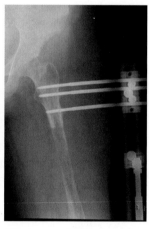

图 10-14　术后 15 个月正位 X 线片

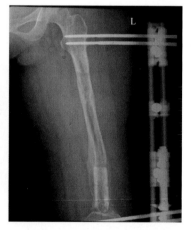

图 10-15　术后 33 个月正位 X 线片

（二）胫骨骨搬移术

1. 手术步骤

（1）考虑患者术后行走、下肢内收的因素，选择胫骨外侧固定支架。

（2）骨肉瘤主要累及胫骨近端时，于近端肿瘤边界外平行置入 1 组螺钉。

（3）远端置入 2 组螺钉，钉夹固定。距皮肤 2cm 处安装支架和加压牵引器。

（4）骨肉瘤主要累及胫骨远端时，于近端肿瘤边界外置入 2 组螺钉，钉夹固定。

（5）远端未受累胫骨足以提供固定时，直接平行置入 1 组螺钉，如果残留骨质较少，可经距骨颈中心置入 Schanz 螺钉。

（6）应用踝关节模板，确认跟骨固定位置并置入螺钉。

（7）将钉夹更换为踝关节钉夹固定。安装支架和加压牵引器。

（8）外固定架安装完毕后，经前正中入路完整切除瘤段。

（9）于2组螺钉中央离断胫骨，便于后期搬移延长。

（10）放置负压引流，逐层关闭切口。

2. 病例讨论 患者，女性，13岁，入院前2个月右小腿持续性疼痛，夜间痛明显，活动后加重。至笔者所在医院行X线、MRI检查，示"右胫骨中段病变"（图10-16～图10-18）。查体：右小腿中段前方肿胀，局部未见静脉曲张及破溃。皮温稍高，轻压痛。右膝关节、踝关节活动良好。右足背部动脉搏动良好。行全身PET-CT检查和胫骨穿刺活检术，确诊为骨肉瘤ⅡB期。

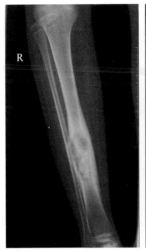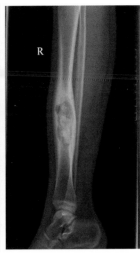

图10-16 正、侧位X线片

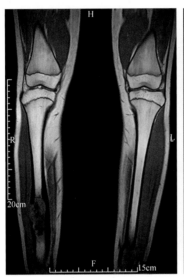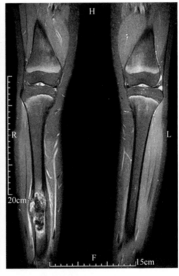

图10-17 MRI-T$_1$/T$_2$冠状位

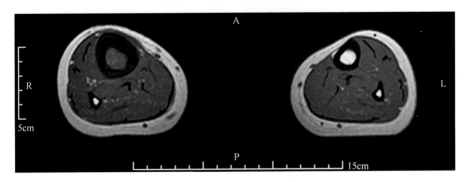

图10-18 MRI-T$_1$横断位

患者身高 160cm，体重 40kg，体表面积 1.34m^2。化疗方案：异环磷酰胺 3g×3 天 + 2g×2 天，甲氨蝶呤 9g×1 天，多柔比星 40mg×1 天。新辅助化疗 4 次，疼痛明显缓解，复查 MRI 显示骨肉瘤局限于胫骨中段。具备手术指征。拟行胫骨中段骨肉瘤扩大切除、骨搬移术（图 10-19～图 10-27）。

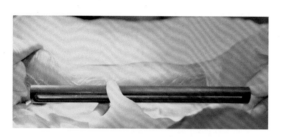

图 10-19　拟经小腿外侧放置外固定架

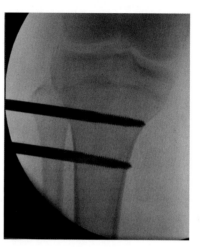

图 10-20　经腓骨前方于胫骨近端置入 2 枚螺钉

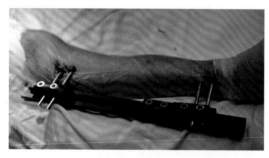

图 10-21　置入远端螺钉，支架固定

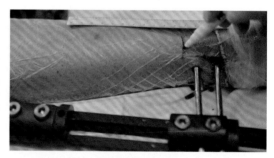

图 10-22　根据术前 MRI 标记切除范围

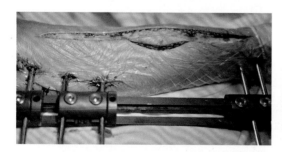

图 10-23　经前正中入路，梭形切除活检通道

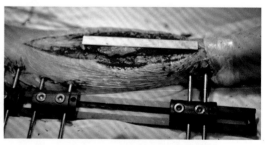

图 10-24　测量瘤段截除长度

术后 7 天开始搬移，搬移速度为 0.25mm/12h。每个月复查一次 X 线片，观察对线对位情况（图 10-28～图 10-30），待骨愈合后拆除外支架（图 10-31）。

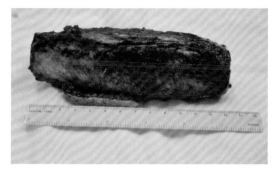

图 10-25　完整取出瘤段

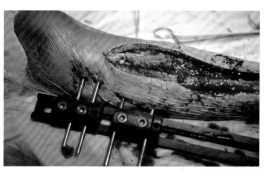

图 10-26　截断搬移骨块

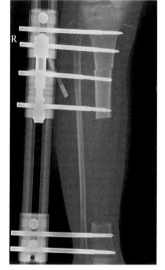

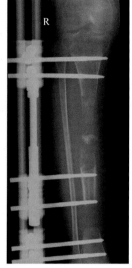

图 10-27　术后正位 X 线片　　图 10-28　术后 10 个月
正位 X 线片

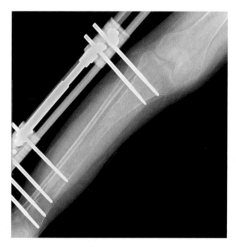

图 10-29　术后 14 个月正位 X 线片

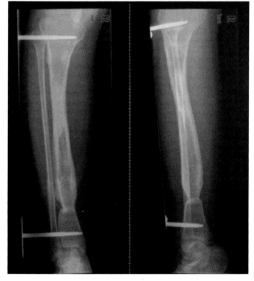

图 10-30　术后 16 个月正位 X 线片

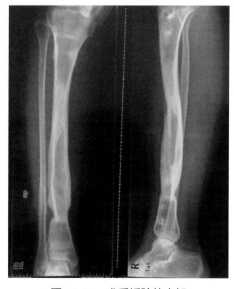

图 10-31　术后拆除外支架

参 考 文 献

Abdel-Aal AM. 2006. Ilizarov bone transport for massive tibial bone defects. Orthopedics，29（1）：70-74.

Ahmad S，Karla M，Selvamari M. 2013. Induced membrane formation in a case of infected gap nonunion of radius：Case report. Journal of Clinical Orthop and Trauma，4：147-150.

Borzunov DY，Balaev PI，Subramanyam KN. 2015. Reconstruction by bone transport after resection of benign tumors of tibia：A retrospective study of 38 patients. Indian J Orthop，49（5）：516-522.

Canadell J，Forriol F. 1994. Removal of metaphyseal bone tumours with preservation of the epiphysis. Physeal distraction before excision. The Journal of Bone and Joint Surgery British Volume，76：127-132.

Cho TJ，Choi IH. 2007. Proximal tibial lengthening by distraction osteogenesis in congenital pseudarthrosis of the tibia. Journal of Pediatric Orthopedics，27：915-920.

De Bastiani G，Aldegheri R. 1986. Limb lengthening by distraction of the epiphyseal plate. A comparison of two techniques in the rabbit. The Journal of Bone and Joint Surgery British Volume，68：545-549.

DeCoster TA，Gehlert RJ，Mikola EA，et al. 2004. Management of posttraumatic segmental bone defects. J Am Acad Orthop Surg，12（1）：28-38.

Green SA. 1994. Skeletal defects：A comparison of bone grafting and bone transport for segmental skeletal defects. Clin Orthop Relat Res，301：111-117.

Mauffrey C，Barlow BT，Smith W. 2015. Management of segmental bone defects. J Am Acad Orthop Surg，23（3）：143-153.

Oh CW，Apivatthakakul T，Oh JK，et al. 2013. Bone transport with an external fixator and a locking plate for segmental tibial defects. Bone Joint J，95-B（12）：1667-1672.

Schottel PC，Muthusamy S，Rozbruch SR. 2014. Distal tibial periarticular nonunions：Ankle salvage with bone transport. J Orthop Trauma，28（6）：146-152.

Tsuchiya H，Tomita K，Minematsu K，et al. 1997. Limb salvage using distraction osteogenesis. A classification of the technique. J Bone Joint Surg Br，79：403-411.

Vlad C，Gavriliu TS，Georgescu I，et al. 2013. Bone transport with the lengthening through the physis in patients having congenital pseudarthrosis of tibia - short-term results. J Med Life，6（3）：266-271.

Yin P，Zhang L，Zhang L，et al. 2015. Ilizarov bone transport for the treatment of fibular osteomyelitis：A report of five cases. BMC Musculoskelet Disord，16：242.

Zarzycki D，Tesiorowski M. 2002. Long-term results of lower limb lengthening by physeal distraction. Journal of Pediatric Orthopedics，22：367-370.

Zhang S，Wang H，Zhao J，et al. 2016. Treatment of post-traumatic chronic osteomyelitis of lower limbs by bone transport technique using mono-lateral external fixator：Follow-up study of 18 cases. J Orthop Sci，21（4）：493-499.

第十一章　骨肉瘤并发症

骨肉瘤保肢术的目的是获得长期的生存和功能的保留。如果为了保留肢体和功能而使肿瘤的切除范围差强人意，增加术后肿瘤复发的风险，则认为该手术治疗是失败的。同样，保肢术后若肢体功能不理想，甚至不如假肢，则保肢手术也将毫无意义。骨肉瘤保肢术后并发症分为肿瘤性和非肿瘤性。

第一节　肿瘤性并发症

骨肉瘤恶性程度高，即使治疗效果令人满意，也无法完全忽视肿瘤复发和转移的风险。所报道的局部复发率为10%～20%，局部复发后患者的生存率较低。由于手术区域的筋膜、韧带、软骨等已切除，失去了骨肉瘤的天然屏障，复发的肿瘤生长较快，常累及周围血管和神经，再次保肢率极低。

治疗结束后的长期随访和定期检查对于发现早期肿瘤的复发和转移十分重要。及时的补救治疗可能对远期生存起到一定的积极作用，但具体的随访检查时间却没有统一的标准。流行病学资料显示，骨肉瘤最常转移至肺部，随访过程中局部和肺部的影像学检查必不可少，包括X线、CT、ECT、PET-CT等。对于影像学上表现为成骨性改变，同时代谢率升高者，应高度怀疑复发或转移的可能。病理学检查是确诊的金标准。在骨肉瘤复发的报道中，因定期检查发现复发的患者占50%左右，另50%的患者主因局部出现肿块、疼痛等就诊（图11-1，图11-2），而发现骨肉瘤复发的时间主要集中于治疗后的2年内。

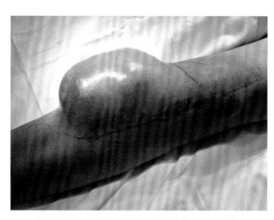

图 11-1　骨肉瘤复发形成的软组织包块

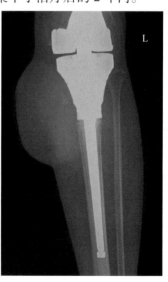

图 11-2　X线片示肿瘤复发，
形成软组织包块

复发和转移患者的治疗原则与初发骨肉瘤的治疗原则类似，以全身和局部肿瘤的控制为主，但具体治疗方案有所调整。化疗仍然是复发后控制全身肿瘤细胞的主要方法，增加化疗药物的剂量、更换化疗药物以期获得更佳的远期疗效。尤其是多柔比星的使用，在初次治疗过程中，已接近推荐的最大累积剂量。骨肉瘤复发和转移后，需要用表柔比星或吡柔比星等药物替代。二线化疗药物如卡铂、多烯紫杉醇等也有应用。局部肿瘤的控制是在化疗的基础上再行局部手术切除，部分患者辅以放疗。首次广泛切除后，肢体间室之间失去了间隔屏障，暴露的血管、神经易于受到复发肿瘤的侵犯，只有很少一部分患者仍具备保肢的条件。多数患者则选择根治性截肢手术。

虽然通过定期检查可及时发现复发肿瘤，改进化疗方案可增加肿瘤的敏感程度，根治性切除和辅助放疗可去除发现的肿瘤病灶，但远期生存并不理想，报道的生存率约为20%。治疗后短期复发的患者，预后相对较差。增加化疗剂量带来的疗效收益并不显著，二线药物的替代在复发肿瘤患者中敏感的情况也较少。能完整切除的复发肿瘤预后优于无法进行手术的肿瘤。

第二节　非肿瘤性并发症

骨肉瘤保肢手术的非肿瘤性并发症主要为重建后的不良反应，其中以假体、异体骨的并发症最为多见。因为患者治疗后生存期延长，达到了非生物型重建的使用上限，失败的概率也逐渐增高。此类并发症一般与患者的生存相关性较低，主要影响生活质量。再次治疗也以保肢为主，只有在严重感染等危及患者生命的情况下才行截肢处理。翻修手术对肢体创伤较大，周围骨与软组织的丧失限制了术后活动，功能评分一般较初次保肢手术偏低，同时会给患者带来较大的心理和经济负担。非肿瘤性并发症可分为无菌性松动、感染、结构性失败、软组织性失败。

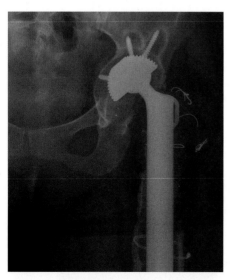

图 11-3　患者左髋关节不稳，活动受限。
X 线片示假体周围密度减低，骨溶解明显

（一）无菌性松动

无菌性松动主要是机械压力和宿主对置入材料的反应造成的。由于长期受到机械压力的刺激，材料表面发生磨损，产生磨屑，进一步刺激破骨细胞、间充质细胞发生骨溶解。材料设计、手术技巧、功能锻炼均与磨屑的产生相关。无菌性松动主要表现为关节不稳、活动受限，影像学上可表现为假体位置改变、透光影出现。应注意监测患者的炎性指标，观察肢体局部是否存在炎症反应，排除感染的可能（图 11-3）。

早期松动可尝试使用石膏或支具临时固定，使组织周围形成纤维包裹，增加肢体的稳定性。但是纤维成分缺乏延展性，在一定程度上会降低肢体的活动度。一般情况下，置入材料松动的患者可因肢体不稳而活动受限，长期缺乏锻炼造成肌肉萎缩。因此，一期翻修重新建立稳定的骨和关节支撑是恢复患者功能最直接有效的方法。

（二）感染

感染是导致肿瘤假体失败的主要并发症（图 11-4），随访报道其发生率为 2%～20%。研究发现，手术时间、失血量、伤口并发症是感染相关危险因素。手术时间的延长、失血量的增多、伤口愈合不良等可增加感染的风险。研究发现，BMI 与感染也有一定相关性。感染的诊断基于症状体征、炎性指标、菌群培养，菌群培养阳性是确诊感染的金标准。临床上针对此并发症以预防为主，对手术时间较长的患者应延长使用抗生素的时间。但多种抗生素联合应用并不能获得比单种抗生素更好的预防效果，并且抗生素使用时间的延长也易致耐药菌的产生。

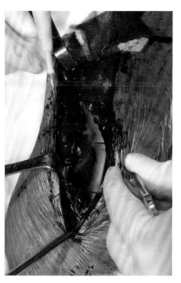

图 11-4　假体周围脓肿形成

对于恶性肿瘤患者，常需进行辅助性放化疗。化疗药物对骨髓的抑制作用导致患者白细胞降低，免疫功能受到影响；局部放疗不利于伤口愈合，增加了肿瘤假体感染的风险。因此，不同于普通假体置换，肿瘤患者整个综合治疗期间都应对感染指标进行检测和控制。肿瘤侵袭范围广泛的患者术中创伤较大、手术时间长、出血量多、软组织覆盖较少，早期应预防性使用抗生素。

急性感染患者及时应用抗生素和关节清创，感染控制成功率可达到 75%。周围炎性组织的刮除、假体衬垫的更换、含抗生素溶液浸泡均可减少细菌残留。一期假体翻修的重点在于清创处理，二期翻修术是假体感染治疗的标准术式。初次手术取出肿瘤假体，置入含抗生素的骨水泥占位器。一方面局部持续释放抗生素控制感染，另一方面维持软组织张力，为二期手术提供软组织基础（图 11-5～图 11-7）。术后常规静脉给予抗生素，待炎性指标控制后行二期假体置入术以恢复肢体功能。

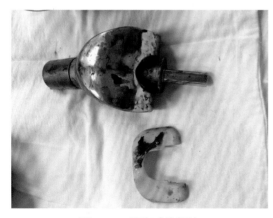

图 11-5　取出感染假体

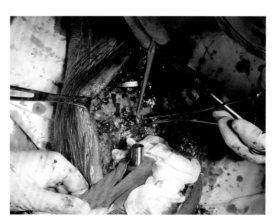

图 11-6　清理创面炎性肉芽组织

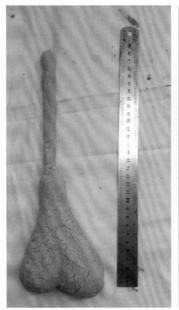
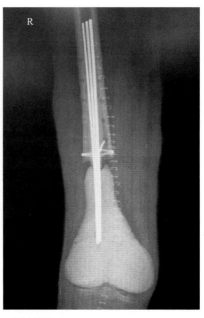

图 11-7　占位器置入

（三）结构性失败

假体断裂、脱位，假体周围骨折、骨不连都属于支撑结构重建失败（图 11-8，图 11-9）。由于骨肉瘤侵袭性强，为保证手术广泛的切除，骨结构缺损较多，同时增加了假体的应力支撑，产生应力遮挡。假体周围骨质进一步疏松，假体承受更多的重力，使假体断裂及周围骨折的风险升高。异体骨重建时，由于缺乏血供、骨不连、关节塌陷、骨折发生率较高。结构性失败后应及时固定，避免二次损伤周围血管、神经、软组织。

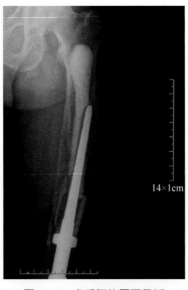
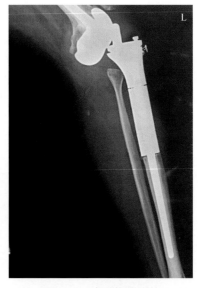

图 11-8　术后假体周围骨折　　　　图 11-9　术后假体脱位

骨连续性的破坏可采用钢板螺钉固定。与普通骨折内固定不同的是，前者钉道需绕开髓腔内假体柄的位置。双皮质螺钉表现出更好的稳定性，锁定技术的普及使骨折的处理相对容易。但钢板螺钉的固定可破坏骨膜组织，存在骨延迟愈合或骨不愈的情况。假体断裂则只能将其取出，重新置入新的假体。对骨与软组织造成创伤，对术后功能影响较大，并发症也相应较多。骨缺损部位可通过取自体骨、植异种骨、填充人工材料的方法重建。

（四）软组织性失败

软组织因素包括韧带断裂、肌腱损伤松弛，尤其是肩关节、髋关节、膝关节周围，软组织对术后功能和稳定影响较大。肩袖组织、髋外旋肌群、臀中肌、伸膝装置等是关节活动和稳定的软组织基础。在骨肉瘤累及范围广泛时，为满足广泛切除的原则，造成软组织相对缺损和损伤。在重建过程中，已有软组织张力较高或潜在的撕裂存在，术后的功能锻炼易导致断裂的发生，最终导致肢体活动受限、关节不稳。

在初次重建时应有预见性地评估软组织情况。上肢肌肉、韧带切除较多可通过适当缩短肢体、延长人工韧带的方法将断端固定于关节周围。术后肩关节需外展，应保持肩袖组织具有一定收缩力。髋关节处应在肿瘤累及范围外尽量保留大转子，便于臀中肌重建。术后髋关节外展时，穿防旋鞋维持中立位。伸膝装置是膝关节屈伸的重要结构基础，胫骨重建伸膝装置术后出现伸膝迟滞、髌韧带断裂的病例并不少见。对于不能保留胫骨结节的患者，可取股骨侧正常骨块覆盖于髌韧带上，避免假体与韧带直接连接；髌韧带长度不足患者，应转位腓肠肌内侧头或置入人工韧带。

一旦发生软组织问题，单独考虑稳定而舍弃一定功能时，可应用石膏、支具塑形，利用软组织瘢痕化达到固定的效果。而有功能需求的患者，则需二次手术重建损伤的软组织。

参 考 文 献

Althausen PL，Lee MA，Finkemeier CG，et al. 2003. Operative stabilization of supracondylar femur fractures above total knee arthroplasty：A comparison of four treatment methods. J Arthroplasty，18（7）：834-839.

Bacci，G，Forni C，Longhi A，et al. 2007. Local recurrence and local control of non-metastatic osteosarcoma of the extremities：A 27-year experience in a single institution. Journal of Surgical Oncology，96（2）：118-123.

Chou AJ，Gupta R，Bell MD，et al. 2013. Inhaled lipid cisplatin （ILC）in the treatment of patients with relapsed/progressive osteosarcoma metastatic to the lung. Pediatr Blood Cancer，60（4）：580-586.

Combalia，A，Mahamud E，Palacin A，et al. 2011. Local recurrence of a parosteal osteosarcoma 21 years after incomplete resection. Chinese Journal of Cancer，30（12）：861-866.

Dobbs RE，Hanssen AD，Lewallen DG，et al. 2005. Quadriceps tendon rupture after total knee arthroplasty. Prevalence，complications，and outcomes. J Bone Joint Surg Am，87（1）：37.

Dowsey MM，Choong PF. 2008. Obesity is a major risk factor for prosthetic infection after primary hip arthroplasty. Clin Orthop Relat Res，466（1）：153-158.

Ehlinger M，Adam P，Di Marco A，et al. 2011. Periprosthetic femoral fractures treated by locked plating：Feasibility assessment of the mini-invasive surgical option. A prospective series of 36 fractures. Orthop Traumatol Surg Res，97：622-628.

Fagioli F，Aglietta M，Tienghi A，et al. 2002. High-dose chemotherapy in the treatment of relapsed osteosarcoma：An Italian sarcoma group study. J Clin Oncol，20（8）：2150-2156.

Gallo J，Kaminek P，Ticha V，et al. 2002. A comprehensive theory of periprosthetic osteolysis：A review. Biomed Pap Med Fac Univ Palacky Olomouc Czech Repub，146：21-28.

Giesinger K，Ebneter L，Day RE，et al. 2014. Can plate osteosynthesis of periprosthethic femoral fractures cause cement mantle failure around a stable hip stem? A biomechanical analysis. J Arthroplasty，29：1308-1312.

Gosheger G，Gebert C，Ahrens H，et al. 2006. Endoprosthetic reconstruction in 250 patients with sarcoma. Clin Orthop Relat Res，450：164-171.

Gosiengfiao Y. 2012. Gemcitabine with or without docetaxel and resection for recurrent osteosarcoma：The experience at children's memorial hospital. Clinical and Laboratory Observations，34（2）：63-65.

Green TR，Fisher J，Matthews JB，et al. 2000. Effect of size and dose on bone resorption activity of macrophages by in vitro clinically relevant ultra high molecular weight polyethylene particles. J Biomed Mater Res，53：490-497.

Hogendoorn PC，ESMO/EUROBONET Working Group，Athanasou N，et al. 2010. Bone sarcomas：ESMO Clinical Practice Guidelines for diagnosis，treatment and follow-up. Ann Oncol，21 Suppl 5：v204-v213.

Jeys LM，Kulkarni A，Grimer RJ，et al. 2008. Endoprosthetic reconstruction for the treatment of musculoskeletal tumors of the appendicular skeleton and pelvis. J Bone Joint Surg Am，90（6）：1265-1271.

Li X，Vincent M，Richard D，et al. 2012. Impact of close surgical margin on local recurrence and survival in osteosarcoma. International Orthopaedics，36（1）：131-137.

Machak GN，Polotskiĭ BE，Meluzova OM，et al. 2010. Treatment of relapsed osteosarcoma. Role of chemotherapy using ifosamide and carboplatin. Vopr Onkol，56（2）：220-225.

Maloney WJ，Smith RL. 1996. Periprosthetic osteolysis in total hip arthroplasty：The role of particulate wear debris. Instr Course Lect，45：171-182.

McDonald M，Grabsch E，Marshall C，et al. 1998. Single-versus multiple-dose antimicrobial prophylaxis for major surgery：A systematic review. Aust N Z J Surg，68（6）：388-396.

McTiernan A，Whelan JS. 2004. A phase Ⅱ study of docetaxel for the treatment of recurrent osteosarcoma. Sarcoma，8（2-3）：71-76.

Morii T，Yabe H，Morioka H，et al. 2010. Postoperative deep infection in tumor endoprosthesis reconstruction around the knee. J Orthop Sci，15（3）：331-339.

Myers GJ，Abudu AT，Carter SR，et al. 2007. Endoprosthetic replacement of the distal femur for bone tumours：Long-term results. J Bone Joint Surg Br，89（4）：521-526.

Peel T，May D，Buising K，et al. 2014. Infective complications following tumour endoprosthesis surgery for bone and soft tissue tumours. EJSO，40：1087-1094.

Puri A，Gulia A，Hawaldar R，et al. 2014. Does intensity of surveillance affect survival after surgery for sarcomas? Results of a randomized noninferiority trial. Clin Orthop Relat Res，472（5）：1568-1575.

Rorabeck CH，Taylor JW. 1999. Periprosthetic fractures of the femur complicating total knee arthroplasty. Orthop Clin North Am，30：265-277.

Rothermundt C，Seddon BM，Dileo P，et al. 2016. Follow-up practices for high-grade extremity Osteosarcoma. BMC Cancer，16：301.

Wirganowicz PZ，Eckardt JJ，Dorey FJ，et al. 1999. Etiology and results of tumor endoprosthesis revision surgery in 64 patients. Clin Orthop Relat Res，358：64-74.

Zhang Y，Yang Z，Li X，et al. 2008. Custom prosthetic reconstruction for proximal tibial osteosarcoma with proximal tibiofibular joint involved. Surgical Oncology，17（2）：87-95.

第十二章　骨肉瘤的预后

长期随访过程中，骨肉瘤综合治疗取得了令人满意的疗效。早期X线片上表现不明显的骨肉瘤患者可通过MRI了解病变的成分、代谢情况，提高早期诊断敏感性，避免诊治时间的延迟。化疗前后影像学的改变可用于评估患者对化疗的反应性，术前结合X线片和MRI了解安全边界，避免术中切缘不足导致肿瘤污染，这是影响骨肉瘤预后的第一步。新辅助化疗的出现使骨肉瘤的生存率由不足20%提升到70%，由最初的大剂量甲氨蝶呤发展到甲氨蝶呤、顺铂、多柔比星、异环磷酰胺作为一线治疗药物。通过血液系统对全身肿瘤细胞进行杀伤作用，降低了远处转移的风险，抑制肿瘤的早期逃逸，同时缩小了原发病灶累及范围，减轻周围水肿，为骨肉瘤保肢提供了条件。多药联合的治疗方案不仅减少了肿瘤耐药的发生，还降低了单一药物对特定靶器官的损伤，这是影响骨肉瘤预后的第二步。对具有手术指征的患者行广泛性的切除，获得最佳的外科边界，减少肿瘤负荷。保肢术则是在广泛切除的基础上制订的个体化功能重建方案。材料学和工艺学的发展，使人们设计出针对不同解剖部位的支撑结构及多样化的重建方式。判断最佳的手术时机，降低局部复发风险，完整切除骨肉瘤的手术技巧，选择合适的重建以获得最佳的术后功能和生存质量，这是影响骨肉瘤预后的第三步。治疗结束后，每3个月一次局部和全身检查、血液学化验是必要的，包括X线、肺CT、PET-CT检查及碱性磷酸酶值测定。局部软组织内出现肿块应辅助超声检查。避免较晚发现骨肉瘤复发和转移而错失补救治疗的最佳时机，5年后骨肉瘤再次发展的概率较低，可适当延长复查时间，这是影响骨肉瘤预后的第四步。回顾性分析笔者所在医院收治的患者情况，化疗敏感的患者保肢率大于90%，5年生存率达70%以上。

生存相关单因素分析，骨肉瘤的发病年龄具有一定特异性，但年龄对于预后的影响并未得到公认。而发病部位与预后存在相关性，四肢骨肉瘤患者的生存率高于骨盆骨肉瘤患者。有报道指出，四肢骨肉瘤的近端与远端同样存在生存率的差异，但笔者所在医院数据显示，四肢长骨骨肉瘤治疗的效果差异并不显著。针对肱骨近端生存率低的观点，做了统计学检验，无论是肱骨近端还是肱骨全长，与其他肢体骨肉瘤相比，生存率相当。医源性或自身造成了诊治的延迟，远期生存都会受到影响。所有恶性肿瘤的早诊断、早治疗与生存率均呈正相关。随着肿瘤的发展、蔓延和扩散，治疗受到限制，预后也相对较差，但骨旁骨肉瘤、骨膜骨肉瘤等低度恶性肿瘤，病史相对较长，完整的手术切除也能获得较好的预后。骨肉瘤不同亚型之间的预后存在差异。在研究中，成软骨型和成纤维型骨肉瘤的总生存率较高，而小细胞性和毛细血管扩张型生存率较低。病理性骨折是否为骨肉瘤预后的独立因素尚存在争议。病理性骨折可引起肿瘤性出血，污染周围间室，骨折断端有损伤肢体血管、神经的可能。手术保肢的难度和术后肿瘤复发的风险较高。下肢的病理性骨折，患者被动卧床，生活质量、身体状态较差，影响对化疗和手术治疗的耐受。接受保肢手术与截肢手术的患者之间也存在统计学差异。保肢手术患者 5 年生存率高于截肢患者。分析其原因可能为选择保肢术的患者骨肉瘤发现较早，病变较为局限，对化疗药物相对敏感。在获得满意手术边界的前提下，手术本身与预后之间联系甚微。化疗反应性是骨肉瘤预后的重要指标。肿瘤 90% 坏死率是患者高危和低危分组的标准。一线抗骨肉瘤药物甲氨蝶呤、顺铂、多柔比星、异环磷酰胺进行不同组合，构成了不同的化疗方案，常用的有 T 系列、COSS 方案等。不同研究报道的生存率有一定差异，但公认的化疗有效性与肿瘤复发转移密切相关。

骨肉瘤的分期和分级是重要的预后因素。最常见的转移部位是肺，相比局部复发的情况而言，肺转移的患者对预后的负面作用相对较小。但其他脏器、骨的转移是骨肉瘤的不良预后因素。低度恶性骨肉瘤较高度恶性患者在生存率方面有明显优势。手术切除作为可控性因素，在一定程度上可降低局部复发的风险。根据 MRI 表现判断肿瘤代谢区域的范围、是否具备手术指征、广泛性切除边界的位置，可避免医源性因素刺激肿瘤复发，影响远期生存率。

保肢手术是在不影响患者局部肿瘤控制和远期生存的基础上，尽可能保留组织的完整性，恢复肢体功能，提高生活质量。重建的方式包括异体骨移植、人工假体置换、异体骨 - 假体复合物置换、关节融合术等。各自均有其优点和不足，应用最广泛的是人工假体置换。肿瘤型的假体包括定制式和组配式，骨水泥型和生物型。在长期大量临床实践中，假体技术逐渐完善，根据各解剖部位不同的力学原理使重建后的功能更接近于正常肢体，控制置入物之间的磨损，减轻宿主对磨屑的反应，延长人工假体使用寿命。针对儿童骨肉瘤，为避免因生长发育导致肢体不等长，应设计随生长曲线可进行适当延长的假体。限制人工假体使用的主要并发症是感染和松动。尤其是下肢假体置换，长期的负重活动不可避免地产生磨损颗粒，磨损颗粒长期刺激假体、水泥、骨的交界区，最终影响假体的使用，只能进行翻修手术。总结笔者所在医院假体重建患者的随访情况，平均使用时间约为 10 年。因骨肉瘤局部复发而截肢、远处转移而死亡的患者，假体评估的数据具有偏移性，并未纳入统计数据之中。

自从将化疗引入到治疗骨肉瘤的过程后，患者的生存率有了显著的提升，从不足 20% 上升到 70% 左右。近年来，对骨肉瘤的研究、探索不断深入，但生存期的改善并不十分明显。基础方面，MMP-3、TSSC3 及小 RNA 等研究探索骨肉瘤治疗的突破口，希望通过靶点药物治疗进一步提升患者的生存率。例如，L-MTP-PE 联合化疗药物治疗骨肉瘤，随访数据显示，生存率从 70% 上升至 78%。临床方面，通过影像学改变、标本坏死率的评估，将不同抗肿瘤药物配伍、调整剂量，以期获得最佳的化疗敏感度。手术治疗的目的是彻底去除局部肿瘤病灶，降低全身肿瘤负荷，巩固后续辅助化疗疗效。具有保肢条件的患者常诊治及时，对化疗敏感，预后也相对较好。切除后重建从关节融合、自体骨移植发展到异体骨 - 假体复合物、人工肿瘤假体置换，患者的功能逐步提高，生活质量得到明显改善。随着 3D 打印技术的成熟，解剖型人工骨盆、关节等用于重建，维持骨性支撑。生物靶向药物作为新型治疗方向，在原有化疗、手术基础上，以基因、蛋白、细胞研究为依据，针对骨肉瘤特异的靶点进行控制。

骨肉瘤的治疗是多学科综合的治疗过程，需要医生具备精准的外科手术技巧、内科功底和肿瘤学理论，熟悉影像学表现，设计个体化、规范化、系统化的化疗方案，术前计划安全的外科切缘、功能重建和软组织覆盖，以保证患者获得最佳的肿瘤控制、功能保留。在提高骨肉瘤生存率的同时，为患者提供最满意的生活质量。

参 考 文 献

Adiguzel M，Horozoglu C，Kilicoglu O，et al. 2016. MMP-3 gene polymorphisms and Osteosarcoma. Indian J Exp Biol，54（3）：175-179.

Bramer JA，van Linge JH，Grimer RJ，et al. 2009. Prognostic factors in localized extremity osteosarcoma：A systematic review. European Journal of Surgical Oncology，35：1030-1036.

Hagleitner MM，Hoogerbrugge PM，van der Graaf WT，et al. 2011. Age as prognostic factor in patients with osteosarcoma. Bone，49：1173-1177.

Harting MT，Lally KP，Andrassy RJ，et al. 2010. Age as a prognostic factor for patients with osteosarcoma：An analysis of 438 patients. Journal of Cancer Research and Clinical Oncology，136：561-570.

Hudson M，Jaffe MR，Jaffe N，et al. 1990. Pediatric osteosarcoma：Therapeutic strategies，results，and prognostic factors derived from a 10-year experience. Journal of Clinical Oncology，8：1988-1997.

Lee JA，Kim MS，Kim DH，et al. 2009. Risk stratification based on the clinical factors at diagnosis is closely related to the survival of localized osteosarcoma. Pediatric Blood & Cancer，52：340-345.

Lian D，Wang ZZ，Liu NS. 2016. MicroRNA-1908 is a biomarker for poor prognosis in human osteosarcoma. Eur Rev Med Pharmacol Sci，20（7）：1258-1262.

Meyers PA，Heller G，Healey J，et al. 1992. Chemotherapy for nonmetastatic osteogenic sarcoma：The Memorial Sloan-Kettering experience. Journal of Clinical Oncology，10：5-15.

Wang X，He H，Zhang K，et al. 2016. The expression of TSSC3 and its prognostic value in patients with osteosarcoma. Biomed Pharmacother，79：23-26.

Xing D，Shadi A，Owusu K，et al. 2014. Changing prognostic factors in osteosarcoma：Analysis of 381 cases from two institutions. Human Pathology，45（8）：1688-1696.

附　　录

附录 1　Ennecking 外科分期

	恶性程度	累及范围	远处转移
Ⅰ A 期	低度恶性	间室内	无
Ⅰ B 期	低度恶性	间室外	无
Ⅱ A 期	高度恶性	间室内	无
Ⅱ B 期	高度恶性	间室外	无
Ⅲ期	—	—	有

附录 2　术后功能重建的评估标准（MSTS 93）

根据疼痛、功能、心理满意度、支撑物、行走能力、步态六方面进行评估，每项评估指标满分为 5 分，总分为 30 分（附表 2-1 ～附表 2-6）。

附表 2-1　疼痛

得分	描述
5	无疼痛（无须药物）
4	介于 3、5 之间
3	无症状（无须麻醉性镇痛）
2	介于 1、3 之间
1	间断症状（间歇性镇痛）
0	持续症状（持续性镇痛）

附表 2-2　功能

得分	描述
5	活动不受限
4	介于 3、5 之间
3	轻度受限
2	介于 1、3 之间
1	严重受限
0	无法活动

附表 2-3　心理满意度

得分	描述
5	极满意
4	介于 3、5 之间
3	满意
2	介于 1、3 之间
1	可接受
0	不接受

附表 2-4　支撑物

得分	描述
5	无须支撑物行走
4	偶尔使用支撑物行走
3	经常使用支撑物行走
2	偶尔使用拐杖行走
1	经常使用拐杖行走
0	一直使用拐杖行走

附表 2-5　行走能力

得分	描述
5	不受限
4	介于 3、5 之间
3	受限
2	介于 1、3 之间
1	无法外出
0	无法独立行走

附表 2-6　步态

得分	描述
5	正常
4	介于 3、5 之间
3	轻度不正常
2	介于 1、3 之间
1	重度异常
0	严重残废